Günter Speicher

Heilen mit Erfolg

Von der Akupunktur bis zur Zellulartherapie

Droemer Knaur

1. bis 15. Tausend

Schutzumschlag: Atelier Bert Hug
Gesamtherstellung: Druck- und Buchbinderei-Werkstätten
May & Co Nachf., Darmstadt
Printed in Germany
ISBN 3-426-04578-8

Inhalt

Für Inge,

meine Frau und Mitarbeiterin

Vorwort

Die großen Seuchen sind nahezu ausgerottet. Die Infektionskrankheiten sind zurückgedrängt worden. Kinderlähmung und Tuberkulose haben ihren Schrecken verloren. Unbestreitbar sind die gewaltigen Erfolge der medizinischen Wissenschaft.
Unbestreitbar ist aber auch, daß eben diese Wissenschaft in vielen, in allzu vielen Fällen noch weit von einem Sieg entfernt ist. Da sind die Migränepatienten, denen oft nur ungenügend geholfen werden kann, die Asthmatiker und die Rheumatiker, die mit Hautkrankheiten Behafteten, die unter Arteriosklerose und Ischias Leidenden, die Nervösen und die Schlaflosen ...
Es gibt viele Leiden und Krankheitszustände, denen der Arzt mit all seinem Wissen nahezu hilflos gegenübersteht. Deshalb wenden so manche Ärzte Methoden an, die als Außenseitermethoden von der Schulmedizin skeptisch beurteilt oder abgelehnt werden. Um solche Methoden geht es in diesem Buch.
Von ihren Verfechtern werden sie oft wie Wundermethoden angepriesen. Von ihren Kritikern werden sie ebenso oft verdammt. Wo liegt die Wahrheit? Was können Außenseitermethoden leisten? Bei welchen Leiden können sie helfen und wo müssen sie versagen?
Die Antworten sollen – wo immer es möglich ist – in

diesem Buch gegeben werden, abwägend und vorurteilsfrei.

Dieses Buch hätte nicht geschrieben werden können ohne die Hilfe vieler Wissenschaftler und Praktiker, nicht ohne die Hilfe vieler Schulmediziner und Außenseiter, die in oft langen Gesprächen berichteten und die geduldig auf viele Fragen Antwort gaben. Ihnen sei an dieser Stelle gedankt. Dank gebührt auch all jenen Patienten, deren Berichte dazu beitragen sollen, daß andere es in ihrem Leiden leichter haben.

Günter Speicher

1. Akupunktur

Dr. Mildred Scheel: »Ein faszinierendes Erlebnis«

Als Bundesaußenminister Walter Scheel im Oktober 1972 die Volksrepublik China besuchte, befand sich in seiner Begleitung auch seine Frau. Dr. Mildred Scheel ist Fachärztin für Röntgenologie, hat sechs Jahre in Kliniken gearbeitet und war während ihrer Medizinalassistentenzeit auch auf chirurgischen und gynäkologischen Stationen tätig.

Während ihres China-Aufenthaltes besuchte Frau Dr. Scheel eine Frauenklinik in Peking, um dort eine Operation unter Akupunktur zu erleben. Sie kam in den Operationsraum, als eine 32jährige Arbeiterin für eine Entbindung durch Kaiserschnitt vorbereitet wurde. Dr. Mildred Scheel berichtet: »Diese Frau sollte bei vollem Bewußtsein miterleben, wie ihrem Kind durch einen so großen Eingriff das Leben geschenkt wird. Das war für mich unvorstellbar. Und ich habe auf diesem Gebiet einige Erfahrung: Meine beiden Kinder Cornelia und Andrea kamen durch Kaiserschnitt zur Welt.«

Der Patientin im Pekinger Operationsraum wurde in beide Unterschenkel nahe den Sprunggelenken je eine haarfeine Nadel eingestochen, zwei weitere Nadeln kamen in die Innenseite der Unterschenkel unterhalb der

Kniegelenke, und zwei Nadeln wurden in der Nähe des Nabels eingestochen.

Nach 20 Minuten wurden die Haut- und Fettschichten der Bauchdecke vom Skalpell des Chirurgen durchtrennt. Die Gebärmutter wurde geöffnet. Staunend stand Frau Dr. Scheel dabei: »Es war ein faszinierendes Erlebnis. Es ging erstaunlich unblutig zu, und die Patientin verfolgte mit wachen Augen die Operation. Eine der Akupunkteurinnen schob ihr auf einer Gabel Apfelstückchen in den Mund. Es war einfach unglaublich.«

Erfolge in China – Mißerfolge in Deutschland

Die Akupunktur, bei der in bestimmte Hautpunkte Nadeln eingestochen werden, ist eine bereits seit vorgeschichtlichen Zeiten in China durchgeführte Heilmethode. Zur Schmerzunterdrückung bei Operationen wird sie jedoch erst seit verhältnismäßig kurzer Zeit angewendet. In den späten fünfziger Jahren kamen chinesische Ärzte darauf, dieselben Akupunkturpunkte, die gegen Kopf- und Zahnschmerzen wirksam sind, bei Operationen zu nadeln. Zuerst gelang es, Zähne schmerzlos zu ziehen, wenn man eine Nadel in den entsprechenden Punkt einstach. Vorsichtig ging man auf diesem Weg weiter, bis sich sogar schwere Operationen völlig ohne Narkose durchführen ließen.

Berichte über derartige Eingriffe unter Akupunktur-Analgesie (Aufhebung der Schmerzempfindung bei völligem Bewußtsein) drangen zuerst nur spärlich in den Westen. Die meisten Wissenschaftler sahen in ihnen eher Mao-Propaganda als ernstzunehmende Informationen.

Es war ein Großteil Neugier dabei, als die ersten amerikanischen Chirurgen und Kardiologen 1971 durch chinesische Krankenhäuser reisten und von einem Staunen in das andere fielen. Sie sahen, wie eine Magenresektion durchgeführt und wie ein Gehirntumor entfernt wurde – und wie dabei ohne jegliche Narkose, nur durch den Einstich von stählernen Nadeln, Schmerzfreiheit erzielt wurde.

Im April 1972 wagten dann amerikanische Chirurgen in Chikago, einem Anästhesie-Assistenten unter Akupunktur-Analgesie die Mandeln zu entfernen. Der junge Arzt, der sich freiwillig gemeldet hatte, sagte nach der gelungenen Operation: »Ich habe keinen Schmerz verspürt. Und ich glaube jetzt an die Akupunktur, über die ich vorher nur lachen konnte.«

Kurz darauf wurde in Chikago einer 56 Jahre alten Frau ein gutartiger Nackentumor unter den gleichen Umständen erfolgreich entfernt. Im Mai 1972 aber versagte die Methode während einer Bruchoperation in New York. Nach etwa der halben Operationszeit traten dem Patienten Schweißtropfen auf die Stirn, er stöhnte vor Schmerzen, und ihm wurde sofort Vollnarkose gegeben. Es war die Stunde der Zweifler: War die Akupunktur doch nichts weiter als Suggestion und Hypnose? Sollte man sich in den Operationssälen einer so zweifelhaften Methode zuwenden, wo doch die modernen Anästhesiemethoden hundertprozentig Schmerzfreiheit verbürgen? (Sogar zu mehr als 100 Prozent: Bei 5000 Narkosen muß man mit einem Patienten rechnen, der nie wieder aufwacht!)

Auch in Deutschland stellte man sich diese Fragen. Aber mancher wollte nicht verurteilen, ehe er sich nicht am Patienten ein Urteil gebildet hatte. Und so kam es im Januar 1973 am Klinikum Steglitz der Freien Universität Berlin zu den ersten deutschen Operationen, bei denen man die Akupunktur anwandte. Als Akupunkteure hatte man die beiden französischen Ärzte Dr. Darras und Dr. Van Nghi geholt. Sie hatten lange Erfahrung mit der chinesischen Methode, die vor allem als Heilmethode in Frankreich sehr viel mehr Anklang gefunden hat als sonstwo im Westen. Dr. Van Nghi aus Marseille hatte bereits an die 100 Operationen unter Akupunktur-Analgesie durchgeführt, darunter Magen- und Brustoperationen.

Am Abend vor den Operationen in Berlin wurden die drei Patienten, die sich freiwillig gemeldet hatten, vorgetestet, um jedes Risiko auszuschließen. Die französischen Ärzte erzielten bei allen dreien nach Setzen der Nadeln Schmerzfreiheit.

Am nächsten Tag erfolgten die Operationen. Die erste Patientin, eine 74jährige ehemalige Krankenschwester, hatte einen verheilten Oberschenkelhalsbruch. Er war genagelt worden, und das Nagelungsmaterial sollte jetzt entfernt werden. Die Akupunkteure setzten die Nadeln. Aber schon bei dem ersten Einschnitt verzerrte sich das Gesicht der Patientin schmerzvoll. Als sie zu klagen begann, wurde sofort eine herkömmliche Narkose eingeleitet.

Auch bei dem zweiten Patienten, einem 43jährigen Mann, bei dem eine Hodenoperation durchgeführt werden mußte, wurde die Akupunktur-Analgesie abgebrochen und durch eine intravenöse Narkose ersetzt. Wie der Patient später berichtete, hatte er zwar den ersten Schnitt nur als Hautberührung empfunden, bei dem zweiten Schnitt jedoch einen Schmerz gespürt. Dabei wurde er dann von so großer Angst befallen, daß er nach der herkömmlichen Narkose verlangte.

In diesen beiden Fällen war also eine Schmerzbefreiung durch Akupunktur offensichtlich nicht zu erreichen gewe-

sen – oder nur vorübergehend im Anfangsstadium der chirurgischen Eingriffe.
Im dritten Fall könnte man schon eher von einem Erfolg sprechen. Es ging darum, einer 24jährigen Patientin nach einem Autounfall aus der Stirn und dem linken Unterarm einige Fremdkörper zu entfernen. Während der Chirurg operierte, war die junge Frau sehr nervös. Man merkte es an ihren Ausrufen: »Es ziept; machen Sie doch schneller; vielleicht kann ich es gleich nicht mehr aushalten.« Mehr von Angst als vom Schmerz gepeinigt, hielt sie die Operation unter Akupunkturanwendung dennoch aus.
Im November 1973 wurde auch in Hamburg eine Operation unter Akupunktur angesetzt. Einer 32jährigen Krankenschwester sollten im Krankenhaus Altona die Mandeln entfernt werden. Man hatte zu diesem Zweck den österreichischen Akupunkteur Dr. Johannes Bischko aus Wien geholt, der im deutschsprachigen Gebiet wahrscheinlich einer der besten Experten der chinesischen Methode ist. Aber auch Dr. Bischko blieb erfolglos. Bei der jungen Frau ließ sich Schmerzfreiheit nicht erzielen. Die Mandeln mußten unter normaler Narkose entfernt werden.

Macht politischer Eifer schmerzfrei?

Gegen diese Mißerfolge bei relativ kleinen Operationen in Deutschland steht ein Bericht vom Oktober 1971 in der rotchinesischen Zeitschrift »China Reconstructs«, die sich an Leser im Westen wendet. Nüchtern und sachlich heißt es:
»Unter der großen Leuchte lag der 59jährige Drucker

Tang ruhig auf dem Operationstisch. In der III. Chirurgischen Klinik der Universität Peking wartete er auf den Eingriff, bei dem ihm die Gallenblase entfernt werden sollte. Seit Jahren hatte sie ihm Beschwerden bereitet.

In dem Operationsraum gab es kein Narkosegerät. Die Anästhesistin stach dem Drucker vier 5 cm lange Nadeln, kaum dicker als das Haar eines Menschen, in die Außenseiten der Unterschenkel und zwischen die erste und zweite Zehe ein. Nach einiger Zeit fragte sie: ›Was spürst du jetzt?‹ Tang antwortete: ›Es ist wie betäubt, aber zu Anfang tat es ein wenig weh.‹

Zwanzig Minuten lang bewegte die Ärztin abwechselnd die Nadeln. Dann begannen die Chirurgen mit der Operation. Tang war bei vollem Bewußtsein. Als das Skalpell in die Bauchhaut eindrang, hatte Tang nur das Gefühl, daß ihm jemand mit einer Federspitze über den Bauch strich. Auch als die Chirurgen die Bauchhöhle aufschnitten, spürte der Patient keinen Schmerz.

Da die Chirurgen mehr entzündliche Verwachsungen feststellten, als sie vermutet hatten, dauerte die Operation etwa drei Stunden. Tang war während der ganzen Zeit ruhig und entspannt, Blutdruck, Atemfrequenz und Puls blieben normal. Von Zeit zu Zeit sprach Tang mit den Ärzten und der Anästhesistin. Nur in dem Augenblick, als die Gallenblase herausgenommen wurde, spürte er einen Druck im Bauch; er atmete schwerer, und ihm war ein wenig übel.«

Der Drucker Tang war nur einer von etwa 2000 Patienten, die man in der III. Pekinger Chirurgischen Universitätsklinik im Lauf eines Jahres mit der Akupunktur-Analgesie schmerzfrei gehalten hatte.

Der Schweizer Anästhesist Professor Dr. Marcel Gemperle hält eine Erklärung bereit, warum die Akupunktur-

Analgesie zwar für China, nicht aber für den Westen eine geeignete Methode ist: »Ich glaube nicht, daß sich diese Technik auf unsere eher überempfindliche Konsumgesellschaft anwenden läßt.«
Professor Gemperle hat sich in chinesischen Operationssälen umgesehen. Und nicht nur das: Er hat sich dort selbst einer Operationsvorbereitung unterzogen, um die Wirkungen zu spüren. Er spürte sie nicht. Ihm wurden vier Nadeln in die rechte Ohrmuschel eingesetzt, um im Gebiet der Schilddrüse Schmerzfreiheit zu erzielen (wie es zuvor bei einer Kropfoperation an einer Chinesin gelungen war). Bei Professor Gemperle aber ließ sich im Schilddrüsengebiet nicht einmal das Schmerzgefühl verringern. »Und ich hatte die besten Absichten«, sagt der Schweizer Narkose-Fachmann. Er meint, daß die chinesischen Patienten nur durch ihre große Bereitschaft zur Mitarbeit an ihrer eigenen Operation relativ schmerzunempfindlich werden. Sie vertrauen auf den Vorsitzenden Mao, der sich für die Akupunktur eingesetzt hat.
Dem Schweizer Professor pflichtet sein amerikanischer Kollege Professor William S. Kroger von der Universität von Kalifornien bei: »Der Glaubenseifer, die ideologische Inbrunst, der allgemeine Stoizismus (Leidensbereitschaft) des chinesischen Volkes tragen zum Erfolg der Methode bei.«

Es funktionierte in Österreich

Der österreichische Tierarzt Dr. Oswald Kothbauer, weniger bekannt als die negativ urteilenden Humanmediziner, ist ganz anderer Ansicht. Er macht sogar Tiere durch Akupunktur vor einer Operation schmerzfrei. Er glaubt nicht, daß seine Kühe ideologische Inbrunst besitzen oder ein besonderes Vertrauen zum Vorsitzenden Mao haben.

Als dennoch ein Kollege die Wirkung der Akupunktur auf Kühe anzweifelte, machte Dr. Kothbauer – es war im Herbst 1973 – die Probe aufs Exempel. Der Kollege hatte gemeint, die Kühe würden schon durch jeglichen Einstich vor lauter Schreck schmerzfrei. Also stach der Tierarzt seine Akupunkturnadeln wahllos in den Körper des Tieres. Als er dann mit dem Skalpell die Haut des Euters anritzte, schlug die Kuh wütend aus und blökte vor Schmerz. Dann setzte Dr. Kothbauer die Nadeln in die Hautpunkte, die ihm als die richtigen bekannt waren – und die Kuh ließ sich operieren, ohne Anzeichen von Schmerz zu zeigen. »Ich weiß nicht, wie es funktioniert, aber es funktioniert«, sagt der Tierarzt aus Oberösterreich.

In seiner Heimat funktioniert es auch an Menschen besser, als man nach den fehlgeschlagenen Versuchen in der Bundesrepublik meinen könnte. Und es funktioniert besonders gut bei dem Mann, dem es in Hamburg-Altona nicht gelingen wollte. Der gelernte Chirurg Dr. Johannes Bischko beschäftigt sich seit Anfang der fünfziger Jahre – damals war er rund 30 Jahre alt – mit der Akupunktur als Heilmethode. Er studierte sie von Grund auf und versuchte die Methode von dem mystischen Ballast zu befreien, der sie umgibt. (Daß es ihm ganz gelang, wird von anderen bestritten.)

Als Dr. Bischko die Akupunktur beherrschte, fand er in Professor Dr. E. H. Majer, Leiter der Hals-Nasen-Ohren-Abteilung an der Wiener Poliklinik, einen Mann, der sich auch für die fernöstliche Heilkunst interessierte.

Professor Majer überwies Dr. Bischko Fälle, die in der Klinik auf keine Behandlung ansprachen. Bei dem Akupunkteur wurden sie – jedenfalls großenteils – von ihren Leiden befreit.
Dr. Bischko behandelte mehr als 1500 Patienten mit Akupunktur, ehe er sich auch an die Akupunktur-Analgesie heranwagte. Mandeloperationen waren sein erstes Versuchsfeld, und endlich ließ sich der Oberarzt Dr. Otto Ludwig aus Professor Majers Abteilung herbei, sich unter Akupunktur die Mandeln herausnehmen zu lassen. Hunderttausende wurden Zeugen dieser gelungenen Operation, denn sie wurde vom Fernsehen übertragen.
Der endgültige Beweis aber, daß nicht nur tumbe Kühe und Mao-gläubige Chinesen durch Akupunktur schmerzfrei gehalten werden können, sondern daß dies auch bei großen Operationen an Mitteleuropäern geschieht, wurde in aller Stille an der Justus-Liebig-Universität in Gießen erbracht.

Auch in Gießen: Großartige Akupunktur-Erfolge

Die Gießener Anästhesiologen Professor Dr. Heinrich L'Allemand und Dr. Dr. Horst Herget sowie der Herzchirurg Professor Dr. Friedrich Hehrlein traten erst vor die Öffentlichkeit, als sie nach zwei Jahren Klinikarbeit 16 Patienten im Alter zwischen 30 und 60 Jahren unter Akupunktur-Analgesie erfolgreich am Herzen operiert hatten.
Sie wählten einen Weg, wie er bei großen Operationen vereinzelt auch in China gegangen wird: Dem Patienten

wird ein kurzwirkendes Schlafmittel intravenös verabreicht, dessen Wirkung etwa 20 Minuten anhält. Dr. Dr. Herget sagt dazu: »Wir wählen diesen Weg, um dem Herzpatienten einen Tubus zur künstlichen Beatmung in die Luftröhre einzuführen, aber dann erfolgt die ganze Operation nur unter Schmerzunterdrückung durch Akupunktur. Und es hat bei uns noch nicht einen einzigen Mißerfolg gegeben.« (Als dies gesagt wurde, waren – im Frühjahr 1974 – in Gießen bereits etwa drei Dutzend großer Herzoperationen auf diese Weise durchgeführt worden.)

In allen Fällen handelte es sich um Patienten, bei denen eine oder mehrere Herzklappen ersetzt werden mußten. Dabei muß der Körper des Operierten an eine Herz-Lungen-Maschine angeschlossen werden, während die Ärzte den Austausch der Klappen im Herzen vornehmen. Wenn nach 20 Minuten die Wirkung des Schlafmittels nachgelassen hat, bewirken nur die Akupunkturnadeln – in Gießen wurden jeweils acht Stahlnadeln benutzt –, daß der Patient völlig schmerzfrei ist.

Professor Dr. Hehrlein berichtete, daß die Ärzte während der ganzen Operation mit dem wachen Patienten in Kontakt standen. Er meinte: »Allein diese Tatsache war für uns faszinierend.« Während des Anschlusses an die Herz-Lungen-Maschine waren die biologischen Reaktionen unter Akupunktur spürbar günstiger als unter herkömmlicher Narkose. Nach der Operation hielt die schmerzbefreiende Wirkung der Nadeln, die bereits wieder aus der Haut gezogen worden waren, noch stundenlang an.

Patienten, bei denen bereits schwere Funktionsstörungen und -einbußen des Herzmuskels vorliegen, reagieren besonders empfindlich und negativ auf die herkömmliche Narkose. Durch die Anwendung der Akupunktur läßt

sich bei ihnen das Operationsrisiko nicht unwesentlich herabsetzen.
Derart große Operationen am Herzen unter Akupunktur sind im Westen bis 1974 nur in Deutschland durchgeführt worden. Warum aber versagt die Akupunktur manchmal bei viel kleineren Eingriffen? Dr. Dr. Herget antwortet auf diese Frage: »Akupunktur-Analgesie sollte nur von einem Anästhesisten durchgeführt werden, der auch die Regeln der Akupunktur beherrscht. In den meisten Fällen, in denen Mißerfolge auftreten, liegt es sicher daran, daß diese Voraussetzung nicht erfüllt war.«

Eine uralte empirische Methode

Der Präsident der Deutschen Ärztegesellschaft für Akupunktur, Dr. Rolf von Leitner, ist den Ereignissen nachgegangen, die 1973 im Klinikum Steglitz der Freien Universität Berlin dazu führten, daß bei zwei von drei Operationen die Schmerzbefreiung durch Akupunktur versagte. Er hat die Patienten aufgesucht und sie nach ihren Erlebnissen befragt. »Der Patient [bei dem eine Hodenoperation durchgeführt wurde] bestätigte mir ausdrücklich, daß er den ersten Schnitt nur als Hautberührung, den zweiten aber als Schmerz empfunden habe. Zwischen dem ersten und dem zweiten Schnitt lag eine elektrische Verschorfung einzelner Gefäße mittels eines Thermokauters [eine Art Brenngerät]. Dies war auch bei der Patientin vor Einleitung der Vollnarkose erfolgt.«
Diese Verschorfung wird häufig angewendet. Sie hat gewöhnlich weder auf den Ablauf der Operation noch

auf die Narkose eine Auswirkung. In diesem Fall aber war es anders. Dr. von Leitner meint: »Mit an Sicherheit grenzender Wahrscheinlichkeit ist durch die Anwendung des elektrischen Stroms des Thermokauters eine Verschiebung der energetischen Leitbahnen in dem durch Akupunktur erzeugten bioelektrischen Feld des Operationsgebietes eingetreten. Nur hierdurch kann die Schmerzfreiheit unterbrochen worden sein.« Was für den Laien ein wenig mysteriös klingt, wird schnell deutlich, wenn man sich die Theorie der Akupunktur ansieht.

Eigentlich stimmt das Wort Theorie nicht. Denn es würde bedeuten, daß die Akupunktur in ihrer überlieferten Form eine naturwissenschaftliche Basis hat. Das ist jedoch bei einer empirischen Methode, die bis in die Steinzeit zurückgeht, nicht der Fall. Tatsächlich ist denn auch im alten China die Empirie durch eine Philosophie ergänzt worden, die im wesentlichen noch heute die Grundlage der Nadelmethode ist und die dem naturwissenschaftlich ausgerichteten westlichen Denken weitgehend fremd ist.

Nach der Definition eines weitverbreiteten klinischen Wörterbuches ist Energie »die Fähigkeit, Arbeit zu leisten«. Nach chinesischer Auffassung aber ist Energie die Lebenskraft, die dem Menschen aus verschiedenen Quellen zufließt: Das neugeborene Kind hat sie von den Eltern mit auf den Lebensweg bekommen; mit der Nahrung fließt dem Körper Energie zu (die auch schädlich sein kann); aus den Weiten des Kosmos und aus der Tiefe der Erde dringt Energie in den Körper ein. Wenn Körper und Geist Energie verbrauchen, muß sie aus den genannten und zahlreichen anderen Quellen nachfließen, bis das Gleichgewicht wieder erreicht ist. Eine stetige Verminderung der Energie führt zum Abbau des Organismus und endlich zum Tode.

Die Energie des Körpers besteht aus zwei unterschiedlichen, entgegengesetzten Anteilen, aus Yang und Yin. Yang ist Männlichkeit, Aktivität, Fülle, Schnelligkeit, Wärme. Yin aber ist Weiblichkeit, Passivität, Leere, Langsamkeit, Kälte. Jeder Gegenstand und jede Naturerscheinung gehören zu einer dieser beiden Kategorien – etwa die Nacht mit Dunkelheit, Kälte und Ruhe zu Yin; der Tag mit Wärme, Licht und Aktivität zu Yang. Auch die Organe des Körpers sind Yin oder Yang. Aber nie herrscht das eine Prinzip ausschließlich: In jedem Yin ist etwas Yang, in jedem Yang ein wenig Yin. Wenn im Körper Yin und Yang völlig ausgewogen sind, dann ist der Mensch gesund.

Die aus Yin und Yang bestehende Lebensenergie ist weder statisch noch auf bestimmte Organe konzentriert. Sie kreist auf vorgezeichneten Bahnen durch den Körper, auf den 12 Meridianen. Symmetrisch angeordnet, verlaufen sie vom Kopf zu den Füßen und umgekehrt. Auf diesen Bahnen liegen die wesentlichen Akupunkturpunkte. Sie geben Auskunft, ob der Energiefluß gestört ist und von welchem Organ die Störung ausgeht. Von diesen Punkten aus läßt sich auch durch Energieausgleich die Störung beseitigen – eben durch die Akupunkturnadeln.

Dieser Überblick kann nur grob andeuten, was sich in der Akupunktur-Philosophie für abendländisches Denken eher verschlüsselt als offenbart und die Methode für die Schulmedizin unannehmbar macht.

Es wird aber jetzt auch deutlich, warum nach Auffassung der Akupunkteure die Akupunktur-Analgesie in Berlin zweimal versagen mußte: Durch die Anwendung des elektrischen Thermokauters in der Nähe der Akupunkturpunkte mußte der Energiestrom in dem dazugehörigen Meridian so sehr abgelenkt werden, daß nunmehr die

Akupunkturpunkte außerhalb des Stromes lagen und ihn nicht beeinflussen konnten.
Diese für jeden Akupunkteur einleuchtende Erklärung hat für den naturwissenschaftlich denkenden Mediziner nur einen kleinen Schönheitsfehler. Es ist bislang öfter versucht worden, die Meridiane, die Organen oder Funktionsgruppen zugeordnet sein sollen, naturwissenschaftlich nachzuweisen. Gelungen ist es nicht ein einziges Mal. Nach Meinung der modernen Medizin ist die chinesische Grundvorstellung der Akupunktur falsch.

Energie-Meridiane und Akupunkturpunkte

Mit reichlicher Skepsis vernahmen daher die Wissenschaftler einen Bericht des Wiener Akupunkteurs Dr. Johannes Bischko:
Dr. Bischko behandelte einmal eine sehr sensible alte Dame. Als er eine Akupunkturnadel einstach, verspürte die Patientin »irgend etwas«. Nun geschah, was nach Meinung der Wissenschaft eigentlich nicht geschehen konnte: »Auf meine Bitte, mir zu zeigen, wo sie etwas verspüre, zeichnete die Patientin ganz genau den Verlauf des Blasen-Meridians auf sich nach. Ich probierte auch alle anderen Meridiane an dieser idealen Versuchsperson aus. Jedesmal zeigte die Dame den Verlauf des entsprechenden Meridians genauestens auf sich.«
Wissenschaftlich erklären läßt sich dieser Bericht nicht. Entweder man glaubt, was hier berichtet wird – oder man glaubt es nicht. (Wobei das Unglaubwürdige an dieser Schilderung in den Tatsachen liegt, nicht in der Aus-

sage des Dr. Bischko, der zu den bekanntesten und angesehensten Akupunkteuren Europas gehört.)

Auf den Meridianen haben die Chinesen im Laufe von Jahrhunderten Hautpunkte entdeckt, von denen aus bestimmte Organe beeinflußt werden können. Es sind insgesamt mehr als 300 Punkte, von denen jedoch eine Reihe nur der Diagnose dient, während die übrigen zur Therapie benutzt werden. Die Akupunkteure gehen davon aus, daß bei jeder Krankheit der Energiestrom in den Meridianen gestört ist. Man muß nur die Akupunkturpunkte kennen, die den erkrankten Organen zugehörig sind, um das Leiden heilen zu können. Oft genügt es, die Nadeln in die entsprechenden Punkte zu stechen, in vielen Fällen muß man die Nadel jedoch drehen, während sie in der Haut steckt. Neuerdings wird oft ein schwacher elektrischer Strom durch die Nadeln in die Haut geleitet, um den ausgeübten Reiz zu verstärken.

Umstritten ist unter Akupunkteuren, ob nun Gold- und Silbernadeln die beste Wirkung haben, oder ob auch simple Stahlnadeln – meist nur haarfein – genauso den Anforderungen genügen. Früher galt der Grundsatz, daß Goldnadeln eine stärkende und Silbernadeln eine dämpfende Funktion beim Energieausgleich hätten, heute ist man weithin der Ansicht, daß sich beide Wirkungen ebensogut mit Stahlnadeln erzielen lassen. Auch in China haben sich die stählernen Nadeln durchgesetzt.

Die Zonen des Sir Henry Head

Die Akupunkteure möchten, daß ihre Methode endlich wissenschaftlich anerkannt wird. Sie wollen heraus aus dem Halbdunkel der Außenseitermedizin. Akupunktur-Präsident Dr. von Leitner sagt: »Deshalb, um es auch nach außen zu dokumentieren, haben wir in unseren Vereinsnamen das Wort ›Ärzte‹ eingefügt und nennen uns seit 1973 ›Deutsche Ärztegesellschaft für Akupunktur‹. Wir arbeiten mit zahlreichen Wissenschaftlern, auch an deutschen Universitäten, zusammen.«

Wenn es beispielsweise auch nicht gelungen ist, die angenommenen Energie-Meridiane wissenschaftlich nachzuweisen, so gibt es derartige Beweise doch für die Akupunkturpunkte. Es hat sich nämlich herausgestellt, daß die Haut an diesen Punkten auf eine gewisse Weise anders strukturiert ist. So finden sich hier deutlich mehr Meißnersche Körperchen; das sind Druckrezeptoren, an die Nervenfasern heranführen.

Auch die elektrische Leitfähigkeit der Haut ist über den Akupunkturpunkten deutlich verändert. Viele Wissenschaftler sind zwar der Meinung, daß die Messung des elektrischen Hautwiderstandes ein recht ungenaues und unzuverlässiges Verfahren ist, aber in der Praxis hat es sich dennoch bewährt.

Bevor die Herzchirurgen an der Universität Gießen bei ihren über drei Dutzend Patienten die Akupunktur-Analgesie einleiteten, hatten sie die Akupunkturpunkte in jedem Fall mit einem elektrischen Meßgerät bis auf den Millimeter genau aufgespürt. Das war die Voraussetzung, um die Herzklappenverpflanzungen schmerzfrei unter Akupunktur durchzuführen. Anästhesist Dr. Dr. Herget sagt dazu: »Bei uns haben die Messungen in jedem Fall ein ganz exaktes Ergebnis herbeigeführt.« Für diese Tatsache läßt sich nicht nur der empirische Beweis, sondern auch eine wissenschaftliche Erklärung anführen.

Schon vor gut 80 Jahren beobachtete der englische Neurologe Sir Henry Head bei seinen Gallen- und Nierenpatienten, daß sie immer wieder über Schmerzen im rechten Rückenbogen und in der rechten Rückenseite klagten, und zwar spürten sie den Schmerz in bestimmten Hautregionen. Auch Patienten mit Magengeschwüren klagten über derartige Hautschmerzen, die bei ihnen aber in einem ziemlich genau abgrenzbaren Gebiet der linken Rückenseite auftraten.

Die schmerzenden und schmerzüberempfindlichen Zonen bei Sir Henrys Patienten waren fast immer an der Körperseite zu finden, an der auch das betreffende Organ lag, aber sie befanden sich nicht in der Hautzone direkt über dem Organ. Es handelte sich bei diesen Phänomenen eindeutig um Fernwirkungen.

Man kennt heute eine große Zahl der sogenannten Headschen Zonen oder Headschen Segmente. In ihnen auftretende Schmerzen lassen bestimmte diagnostische Schlüsse zu, welches Organ erkrankt ist, wenngleich sich die Segmente überlappen oder auch der Schmerz von einem auf das andere Segment überspringen kann.

Es gibt mehrere Hypothesen zur Erklärung des Phänomens. Die einleuchtendste besagt folgendes: Alle Schmerzfasern des Körpers – ob sie nun von der Haut oder von inneren Organen kommen – enden in bestimmten Zellen des Rückenmarks. Hier laufen also die Reize zusammen, und von diesen »Knotenpunkten« aus gehen Impulse in bestimmte Hirngebiete. Die Schmerzfasern, die von einem Organ zum »Knotenpunkt« laufen, und diejenigen, die aus einem Hautsegment zu demselben Punkt kommen, bilden also eine Art Brücke. Der vom Organ ausgehende Schmerz kann am »Knotenpunkt« sozusagen überspringen und am anderen Ende dieser Brücke – im zugeordneten Hautsegment – auftreten. (Daß in diesem Beispiel ein äußerst komplizierter Ablauf vereinfacht wurde, bedarf kaum der besonderen Erklärung.)

Die Brücke Organ–Rückenmark–Haut ist keine Einbahnstraße. Diese Tatsache macht sich die Medizin hier und da für die Therapie zunutze, indem sie von der Haut ausgehend das Organ zu beeinflussen versucht. Wenn man etwa bei Gallenkoliken in die der Galle zugeordneten Headschen Segmente am rechten Rückenbogen und in der rechten Rückenseite punktuell ein reizauslösendes Medikament injiziert, so daß sich auf der Haut kleine Quaddeln (Pusteln) bilden, dann hören durch diesen Hautreiz die Gallenschmerzen oft schlagartig auf.

Der Internist Professor Dr. Ferdinand Hoff schreibt darüber in seinem Lehrbuch »Behandlung innerer Krankheiten«: »Ich kenne Patienten, die durch häufige Gallenkoliken erfahren waren. Sie zogen oft die Wirkung dieser einfachen Methode derjenigen einer Morphiuminjektion vor. Wir haben mit dieser Methode so oft gute Erfahrungen gehabt, daß wir regelmäßig bei Gallenkoliken zunächst einen solchen Versuch machen und nur zum Morphium oder zu verwandten Mitteln greifen, wenn der Versuch versagt.«

Auch bei der Akupunktur wird offensichtlich dieses Prinzip der Hautreizung mit Einwirkung auf bestimmte Organe angewendet. Eine ganze Reihe von Akupunkturpunkten liegt nämlich in den Headschen Zonen, etwa die meisten Herzpunkte. Es hat also ganz den Anschein, als habe Sir Henry Head Tatsachen neu entdeckt, die den alten Chinesen Jahrtausende zuvor bekannt waren und auf die sie sicher ebenso wie der Engländer rein empirisch aufmerksam geworden sind, ohne sie allerdings rational erklären zu können.

Die Entdeckung der Headschen Zonen war für die abendländische Medizin eine Bereicherung. Niemand würde allerdings behaupten, daß damit eine ganz neue Ära der Therapie eingesetzt habe. Ebenso ist es zweifellos übertrieben, wenn jetzt an die Akupunktur derartige Hoffnungen geknüpft werden.

Die Akupunktur hat vor allem einen Nachteil, der heute ganz besonders zu Buch schlägt. Nach ärztlichen Statistiken beträgt die Zeit für die Beratung eines Patienten in der Kassenpraxis durchschnittlich sieben Minuten. Aber die Diagnose eines Akupunktur-Arztes ist aufwendig, jedenfalls in sehr vielen Fällen. Deshalb klagt der Akupunkteur Dr. Hermann Ebert, der seine Praxis in Schwalmstadt/Ziegenhain hat: »Wir haben es mit einer Vielfalt von Möglichkeiten sowohl diagnostischer wie therapeutischer Art zu tun, von denen eine ganze Anzahl im Rahmen einer normalen Sprechstunde nicht zu verwirklichen ist.«

Rund vierhundert deutsche Ärzte betreiben Akupunktur – meist in der Privatpraxis. Ob es sich lohnt, dafür unter Umständen tief in die Tasche zu greifen, muß der Patient entscheiden. Es gibt, wie gesagt, eine Reihe von Leiden, bei denen ein Versuch mit der chinesischen Heilmethode zumindest angezeigt ist, während andere sich weniger dafür eignen, auch wenn die erstaunlichsten Berichte das Gegenteil nahezulegen scheinen.

Heilung ja – Wunder nein!

Im Jahre 1966 wurden im Krankenhaus für Chinesische Medizin in Peking 151 Querschnittgelähmte eingeliefert, die von westlichen Ärzten für unheilbar erklärt worden waren. Alle hatten von der Hüfte abwärts jegliches Bewegungsvermögen verloren. 36 Monate nach Beginn der Akupunkturbehandlung waren 124 von den 151 Patienten in der Lage, ohne Hilfe einer anderen Person zu gehen. Chinas Ärzte hatten das unmöglich Erscheinende vollbracht.

Mehrere tausend chinesische Taubstumme, meist Kinder, haben in den letzten Jahren die Akupunktur als Heilmethode für Nerventaubheit kennengelernt, einer der Hauptursachen des Gehörverlusts bei jungen Menschen. Tausende wurden geheilt.

Premierminister Lon Nol von Kambodscha erlitt 1970 einen schweren Schlaganfall. Die besten zur Verfügung stehenden amerikanischen Ärzte konnten ihn nur teilweise wiederherstellen. Ein Akupunkturspezialist aus Taiwan aber verhalf ihm nach einem Monat mit täglicher Behandlung zu fast völliger Genesung.

Diese Beispiele für an Wunder grenzende Erfolge erwähnt auch der Amerikaner Marc Duke.

Aber sind diese angeblichen Tatsachen wirklich so unbestreitbar? Der Berliner Neurologe Professor Dr. Roland Schiffter sieht es ganz anders: »Das Buch von Marc Duke war für mich über große Strecken eine Zumutung und eine Herausforderung an den gesunden Menschenverstand. Wenn jemand allen Ernstes behauptet, man könne Schlaganfälle oder Querschnittlähmungen, bei denen gegebenenfalls unwiederbringlich und unersetzbar Hirn-

oder Rückenmarkssubstanz zerstört wurde, durch Stiche in die Haut heilen, dann ist das meines Erachtens einfach Unsinn und eine naive, kritiklose Gläubigkeit.«

Professor Schiffter erklärt seinen Standpunkt: »Entweder ist die substantielle Schädigung des Zentralnervensystems komplett, dann ist sie nicht zu reparieren und nur durch Training von Ersatzfunktionen unvollständig kompensierbar – oder die Schädigung ist unvollständig oder nur funktionell (also nicht durch eine anatomische Organveränderung bedingt), dann ist sie mit und ohne Akupunktur grundsätzlich erholungsfähig. Deshalb kann mir auch niemand einreden, eine sogenannte ›Nerventaubheit‹ bei Kindern mit Akupunktur heilen zu können. Aus Erfolgen kann man doch nur schließen, daß die Hörnerven der Kinder nicht zerstört waren. Dann aber war das Hören grundsätzlich erholungsfähig und trainierbar geblieben. In solchen Fällen führen intensive Übungen zum Erlernen des Sprechens. Das geht aber auch ohne Nadelstiche.«

Der österreichische Arzt und Akupunkteur Dr. G. König – ehemaliger Oberarzt der Hals-Nasen-Ohren-Abteilung der Wiener Poliklinik – besuchte auf Einladung des chinesischen Gesundheitsministeriums unter anderem auch eine Pekinger Anstalt für taubstumme Kinder, an der mit Akupunktur gearbeitet wird. 1973 berichtete er darüber: »Es liegen unseres Wissens noch keine exakten Untersuchungen vor, eine Beurteilung wäre erst in vielen Jahren möglich.« Dr. König meint zwar, man müßte die Akupunkturbehandlung der Schwerhörigkeit und der Taubheit nachprüfen, aber er warnt Voreilige: »Strikt abzulehnen ist das Ansinnen mancher Eltern, die jahrhundertelang bewährte Schwerhörigen- und Taubstummen-Erziehung zugunsten eines noch unsicheren und ungeklärten Behandlungsversuches aufzugeben.«

Auf ähnlicher Ebene dürften die aus China berichteten Heilungsfälle von Kinderlähmung (Poliomyelitis) liegen. Dr. Manfred Köhnlechner berichtet, daß in der Kinderklinik Peking von 1953 bis 1955 insgesamt 98 Fälle von Polio mit Akupunktur behandelt wurden. Davon seien alle Erkrankungen, die erst seit einem Jahr bestanden, geheilt worden, während bei den ein bis zwei Jahre alten Erkrankungen eine Erfolgsquote von 92 Prozent erzielt worden sei. Abgesehen davon, daß diese Statistik unvollständig ist (wie viele Erkrankungen bestanden ein Jahr, wie viele waren älter?), kann es bei der Kinderlähmung nach dem Lähmungsstadium durchaus zu einem Reparationsstadium kommen, in dem die Lähmungen ganz oder teilweise zurückgehen. Dann ist nach ein bis eineinhalb Jahren die Rückbildung der Lähmungen endgültig abgeschlossen. Und zwar ohne Akupunktur.
Gegenüber allzu wundersamen Berichten aus China und sonstwoher empfiehlt sich Skepsis. Jeder medizinisch ausgebildete Akupunkteur weiß, daß seine Methode keine Wundermethode ist. Der Akupunkturexperte Dr. Johannes Bischko zieht die Grenzen: »Die Akupunktur kann nur helfen, wo etwas im körperlichen Ablauf gestört ist – wo etwas zerstört ist, da muß sie versagen.«

Bei welchen Leiden hilft Akupunktur?

Dem Prinzen Bernhard der Niederlande hat sie geholfen. Er hatte 1937 einen Autounfall, von dem starke Rücken-, Schulter- und Armschmerzen zurückgeblieben waren, gegen die jahrelang keine ärztliche Behandlung mit Spritzen, Massagen und Bestrahlungen etwas ausrichten konnte. Als diese Schmerzen während eines Besuches in Singapur im Jahre 1970 besonders heftig auftraten, ließ sich der Prinz an Ort und Stelle von einem chinesischen Akupunkteur behandeln. Von einem auf den anderen Tag waren die Schmerzen verschwunden. Da aber der Akupunkteur nicht an eine dauerhafte Heilung glaubte, weil die Behandlung zu kurz war, gab er Prinz Bernhard die Adresse seines Sohnes Dr. Yong Chai, der in seiner Londoner Praxis Akupunktur betreibt. Als die Schmerzen im Frühsommer 1971 wiederkehrten, flog Prinz Bernhard nach London, um sich erneut mit den chinesischen Nadeln behandeln zu lassen. Nach zwei Tagen sagte er: »Ich fühle mich jetzt um zehn Jahre jünger.« Diesmal war der Erfolg von Dauer.

Die Rückenschmerzen des holländischen Prinzen sind für Akupunkteure ein Stichwort: Es zeigt sich immer wieder, daß derartige und ähnliche Beschwerden, wie vor allem Ischias und Hexenschuß, der fernöstlichen Therapie besonders gut zugänglich sind.

So berichtet der Akupunkteur Dr. Hermann Ebert von einer fast 50jährigen Patientin, die sich bei der Gartenarbeit einen Hexenschuß zugezogen hatte. Spritzen und Einreibemittel halfen nicht, und als Dr. Ebert gerufen wurde, lag die kranke Frau regungslos im Bett. Jede Bewegung schmerzte. Als die Patientin zur Toilette gehen wollte, war sie vor Schmerzen ohnmächtig geworden. Dr. Ebert führte insgesamt fünf Akupunkturbehandlungen bei der Frau zu Hause durch. Dann konnte die Patientin zu ihm in die Praxis kommen und wurde dort weiterbehandelt. Das Ergebnis: »Es gelang, ein sehr schweres akutes Lumbago (Hexenschuß) zu beherrschen und allmählich zu beseitigen.«

In sechs Fällen von Ischias stellte sich jedoch unter der Behandlung von Dr. Ebert nur dreimal ein Erfolg ein. In den drei anderen Fällen mußte eine Einweisung ins Krankenhaus erfolgen. Dabei stellte sich einmal ein Reizsyndrom der Rückenmarksnervenwurzeln heraus. In den beiden anderen Fällen handelte es sich um schwere Bandscheibenveränderungen, die operativ behandelt werden mußten. Dr. Ebert meint: »Wenn die Akupunkturtherapie bei Ischias völlig erfolglos ist, kann immer ein Bandscheibengeschehen angenommen werden.«
Bandscheibenschäden sind anatomische Organveränderungen, bei denen die Akupunktur versagen muß. Aber mindestens vier von zehn Patienten, die sich in der Sprechstunde des Arztes einfinden, leiden nicht an Veränderungen von Körperorganen, sondern an Störungen der Organfunktionen. Was sie als Leiden spüren, ist die Folge dieser funktionellen Störungen.
Das wird deutlich, wenn man die Liste durchgeht, die 1960 von der Pekinger Schule für Chinesische Medizin aufgestellt worden ist und Leiden aufzählt, die nach chinesischer Auffassung besonders für eine Akupunkturbehandlung geeignet sind: Grippe, Mumps, Kehlkopf-, Luftröhren- und Lungenentzündung, Bronchitis, Asthma, Gastritis, Fieberzustände, Durchfall, Erbrechen, Schluckauf, Leibschmerzen, Krämpfe, Verstopfung, Gelbsucht, Schlaflosigkeit, nervöse Spannungszustände, Hämorrhoiden, Nasenpolypen und so weiter und so weiter.
Professor Dr. Schiffter kommentierte diese Liste im Oktober 1973 in einem Vortrag vor der Akademie für Ärztliche Fortbildung in Berlin so: »Wenn wir uns die genannten Störungen genau ansehen, handelt es sich ausschließlich um spontan rückbildungsfähige oder schubweise zurückgehende Krankheitsbilder oder um seelisch-körper-

liche Störungen. Zum Teil sind es auch nur Einzelsymptome, deren Ursache nicht genannt ist, oder gänzlich verwaschene Beschwerden. In allen diesen Fällen aber hätten afrikanische Medizinmänner sicher ebenso große Erfolge wie die Akupunkteure.«

Das ist keine Abwertung der Akupunktur – deren Berechtigung in vielen Fällen Professor Dr. Schiffter anerkennt –, sondern eher ein Aufdecken ihrer Möglichkeiten und ihrer Grenzen. Kein verantwortungsbewußter Akupunkteur wird zudem behaupten, daß die Nadelmethode Arteriosklerose heilen, zerstörte Organe wiederherstellen oder den Krebs besiegen kann.

Vergleicht man die Angaben deutscher Akupunkteure miteinander, so ergeben sich ohnehin andere Indikationsstellungen als bei der Liste der Chinesen. Im folgenden sind die Leiden aufgeführt, die von Akupunkteuren häufig erwähnt werden und unterschiedlich gut auf die Nadelbehandlung ansprechen. Die Zeichen hinter dem aufgeführten Leiden bedeuten: + = Erfolg zu erwarten; O = Erfolg fraglich; – = kein Erfolg zu erwarten.

Angina pectoris O
Arteriosklerose –
Asthma +
Bandscheibenschäden –
Bluthochdruck +
Bronchitis +
Durchblutungsstörungen +
Erschöpfungszustände +
Gelenkschmerzen +
Hautkrankheiten O
Herzbeschwerden, nervöse O
Heuschnupfen O
Impotenz +
Ischias +
Magen- und Darmulkus +
Magenkrämpfe +
Migräne +
Nierenerkrankungen –
Reizbarkeit +
Schlaflosigkeit +
Schnupfen O
Stoffwechselstörungen +
Verstopfung +
Zahnschmerzen +

Man darf nicht vergessen, daß hier im wesentlichen Symptome genannt sind, die unterschiedliche Ursachen haben können. Auch daraus erklärt sich die unterschiedliche Wirkung der Akupunktur.

Es kann auch Versager geben

Selbst in allen Fällen, in denen die Akupunktur helfen könnte, kommt es hier und da zu Versagern, deren Ursachen sich entweder wissenschaftlich begründen lassen oder die sich aus der täglichen Erfahrung in der ärztlichen Praxis des Akupunkteurs ergeben haben.
Die Akupunktur wirkt nicht oder nur unbefriedigend, wenn der Patient sich innerhalb der letzten Monate einer Strahlenbehandlung unterzogen hat (eine einfache Durchleuchtung vor dem Röntgenschirm spielt jedoch keine Rolle) oder wenn er eine Badekur gemacht hat. Cortison-Medikamente und die empfängnisverhütende Pille können ebenso das Ergebnis in Frage stellen. Auch Schmerz- und Beruhigungsmittel müssen abgesetzt werden, allerdings soll dies allmählich geschehen: Der Patient muß langsam aus seinem »chemischen Gleichgewicht« auf ein »biologisches Gleichgewicht« gebracht werden.
Eine besondere Rolle spielen Narben. Nach altchinesischer Auffassung hemmen sie den Energiefluß, der den Körper durchzieht. Manchmal geschieht dies bereits bei Narben, die nur wenige Millimeter lang sind. Um so hemmender aber sind große Narben. Es gibt beispielsweise in den Beinen Akupunkturpunkte, von denen aus Organe in der oberen Körperhälfte beeinflußt werden können, weil der

Energiestrom entsprechend verläuft. Stellt sich ihm nun eine Blinddarmnarbe in den Weg, dann kann die Akupunktur nicht wirken.
In vielen Fällen ist es jedoch dem geschickten und erfahrenen Akupunkteur möglich, durch Umstechen der Narben mit Nadeln dennoch einen Erfolg zu erzielen. Ob man diese Tatsachen nun an Hand der bewiesenen Headschen Zonen erklärt oder sie an Hand der unbewiesenen Meridiane begründet, ist dabei letztlich eine Auffassungssache.

Abgewandelte Akupunkturmethoden: Elektroakupunktur und Auriculotherapie

Auffassungssache unter Akupunkteuren ist auch, ob man sich der chinesischen Nadeln bedient oder die Elektroakupunktur anwendet. Sie ist in Deutschland von dem Arzt Dr. Reinhold Voll entwickelt worden, und nach seinen Angaben ist ein Gerät geschaffen worden, mit dem durch elektrische Impulse – ohne Anwendung von Nadeln – sowohl Diagnosen gestellt als auch Behandlungen durchgeführt werden können.
Auch hier geht es darum, daß unter den verschiedenen Energieströmen des Körpers Gleichgewicht herrschen muß. Analog zu den Akupunkturpunkten hat Dr. Voll zahlreiche Meßpunkte für die Akupunktur beschrieben. Auf ihnen kann man mit seinem Gerät messen, ob der jeweilige elektrische Hautwiderstand zu hoch oder zu niedrig ist. Dann wird an diesen Punkten mit demselben Gerät die Spannung ausgeglichen. Auf diese Weise sollen sich die den jeweiligen Punkten zugeordneten Organe bei Über-

oder Unterfunktion wieder ins Gleichgewicht bringen lassen.

Eine noch relativ geringe Rolle spielt die sogenannte »Auriculotherapie« – die Akupunktur des Ohres. Mit dieser Methode braucht der Akupunkteur nicht mehr die über den ganzen Körper verteilten unterschiedlichen Organpunkte anzustechen; er findet sie jetzt allesamt – oder doch fast allesamt – im Ohr versammelt.

Der Lyoner Arzt Dr. P. Nogier meint, daß er der Entdecker der Methode sei: »Ich glaube nicht, daß man im Fernen Osten vor der Veröffentlichung meiner Arbeiten etwas Derartiges entdeckt hat. Karten mit Reflexpunkten, die in Japan und China erschienen sind, sind mehr oder weniger gute Kopien meiner Arbeiten.« Andere Akupunkteure meinen indes, daß die Methode schon lange in China bekannt, dort aber in Vergessenheit geraten war. In Europa ist sie durch Nogier eingeführt worden.

Die Akupunkturarbeit am Ohr ist schwieriger und erfordert mehr Fingerspitzengefühl, denn die Akupunkturpunkte haben dort nur einen Durchmesser von etwa 0,2 Millimetern; das ist kaum ein Zehntel des Durchmessers der traditionellen Akupunkturpunkte. Akupunkteure, die sich mit dieser Methode beschäftigen, weisen gern darauf hin, daß das Bild des Ohres dem eines auf den Kopf gestellten Embryos sehr ähnlich ist und daß die einzelnen Punkte weitgehend den Organen so zugeordnet sind, wie sie in dem Embryo liegen.

Wer etwas genauer hinsieht, erkennt jedoch, daß man Ohr und Embryo schon recht schematisch zeichnen muß, um diese Übereinstimmung zu entdecken. Es scheint eher, als sei hier eine neue Mystik im Spiel. Aber Mystik ist etwas, was die modernen Akupunkteure heute am wenigsten gebrauchen können.

2. Neuraltherapie

Am Anfang stand ein Kunstfehler

Ende Februar 1974 kam es auf der Intensivstation im Nürnberger Städtischen Krankenhaus zu einem folgenschweren Irrtum: Als eine Krankenschwester drei Infarktpatienten ein Mittel in die Vene spritzen wollte, verwechselte sie die Ampullen. An dem falschen Medikament, das den Patienten injiziert wurde, starben zwei der Kranken. Der dritte konnte nur nach stundenlangem Bemühen der Ärzte am Leben erhalten werden.

Was hier einer erfahrenen Schwester passiert war, hätte auch einem Arzt widerfahren können. Vor dem Irrtum, mag er auch fahrlässig sein, ist kein Mensch gefeit. Bei einem Arzt heißt ein solcher Irrtum Kunstfehler. Einem Kunstfehler, der eigentlich tödlich hätte ausgehen müssen, ist eine Heilmethode zu verdanken, die in der ärztlichen Praxis zwar häufig angewandt wird, bei der klinischen Medizin jedoch auf Ablehnung stößt.

Die ältere Schwester des Düsseldorfer Arztes Dr. Ferdinand Huneke litt an schwerer Migräne, die jahrelang jeder medikamentösen Behandlung getrotzt hatte. Während eines heftigen Anfalls spritzte Dr. Huneke seiner auch unter Depressionen leidenden Schwester im Jahre

1925 ein Rheumamittel in die Vene, auf das er von einem Kollegen aufmerksam gemacht worden war. Huneke glaubte nicht recht an die Wirkung, wollte aber nichts unversucht lassen. Er hatte kaum die Spritze aus der Vene gezogen, als seine Schwester befreit lächelte. Huneke erzählte später: »Vor meinen Augen verschwand die schwere Migräne. Sie kam auch späterhin nicht wieder.«

Dennoch war die Anwendung des Präparates ein Kunstfehler: Das von Huneke gespritzte Rheumamittel enthielt den betäubenden Zusatz Novocain und durfte nur in den Muskel, auf keinen Fall in die Vene gespritzt werden. Man ging von der Ansicht aus, daß das Betäubungsmittel Novocain bei einer Injektion direkt in die Blutbahn sofort zu einer tödlichen Gehirnlähmung führen müsse. Huneke fühlte sich wie der Reiter über den Bodensee, dem erst hinterher bewußt wurde, wie schwach die Eisdecke war, die ihn getragen hatte. Aber er fragte sich, ob dasselbe Rheumamittel ohne Novocain (wie es zur intravenösen Injektion hergestellt wurde) zum Erfolg geführt hätte.

Zusammen mit seinem Bruder Walter konnte er in einer Reihe von Versuchen die Frage beantworten: Ohne Novocain wirkte das Mittel nicht, also war die betäubende Substanz der eigentlich heilende Faktor. Von einer großen pharmazeutischen Firma ließ Huneke sich Novocain (der besseren Wirkung halber mit einem Zusatz von Coffein und in dieser Kombination Impletol genannt) in Ampullen schicken. Er injizierte es bei Kopfschmerzen mit Erfolg seinen Patienten in die Vene, weil er annahm, daß es die heilende Wirkung über die Blutbahn auslöse.

Bei dieser Annahme wäre es geblieben, wenn nicht wiederum ein Kunstfehler Dr. Huneke auf einen ganz anderen Weg gewiesen hätte, der ihn plötzlich weit voranbrachte.

Eines Tages war er unkonzentriert, während er einer an Kopfschmerzen leidenden Patientin das Impletol injizierte. Er bemerkte zu spät, daß er die Vene nicht getroffen, sondern danebengespritzt hatte. Trotzdem trat wie immer sofort derselbe schmerzauslöschende Effekt ein. Das bedeutete also, daß es gar nicht nötig war, das Medikament in die Blutbahn zu injizieren; es konnte auch auf einem anderen Weg seine Wirkung entfalten. Nur um eine Schmerzbetäubung konnte es sich jedoch auch nicht handeln. Diese Deutung lag bei dem Lokalanästhetikum Impletol nahe. Aber dann hätte der Schmerz nach Abklingen der betäubenden Wirkung erneut einsetzen müssen. Er wäre höchstens für Stunden unterdrückt worden; aber es zeigte sich, daß die Schmerzbefreiung Tage, Wochen und sogar Jahre anhalten konnte.

Offensichtlich handelt es sich bei dieser Huneke-Methode um eine Segmenttherapie, die über die Headschen Zonen (oder Segmente) wirkt: Ein Reiz im speziellen Hautsegment pflanzt sich auf Nervenbahnen über das Rückenmark zum entsprechenden Organ fort und erzielt dort seine therapeutische Wirkung.

Wie eklatant die Wirkung sein kann, berichtet Dr. Ferdinand Huneke am Beispiel einer 60jährigen Patientin, die seit 20 Jahren an zunehmender Schwerhörigkeit litt und jetzt nahezu taub war. Huneke erzählt: »Die Patientin wurde deshalb in der Düsseldorfer Universitäts-Ohrenklinik nach dreitägiger klinischer Untersuchung von Professor Gaus im Kolleg als unheilbar alterstaub vorgestellt.«

An dieser Alterstaubheit war also nichts zu ändern; aber sechs Wochen nach der Diagnose in der Uniklinik kam die ältere Dame wegen chronischer Kopfschmerzen zu Dr. Huneke. Er gab ihr sechs oder sieben Injektionen in die

Vene und unter die Kopfhaut. Die Kopfschmerzen waren verschwunden. Nicht nur das: »Gleichzeitig verschwand auch die gar nicht gemeinte Schwerhörigkeit, und die Patientin berichtete freudestrahlend, daß sie ›wie eine Spitzmaus‹ hören könne.«

Huneke, der sich »in latentem Kriegszustand mit der Akademie« befand, schickte die Patientin mit einem schönen Gruß an Professor Gaus. Der prüfte die Hörfähigkeit und stellte fest, daß sie dem Hörvermögen einer Zwanzigjährigen nicht nachstand. So wurde Gaus – als einer von wenigen Universitätsprofessoren – zum Anhänger der Segmenttherapie nach Huneke. Und Dr. Huneke freute sich: »Gaus war häufig in meiner Praxis und hat mir später mehrfach bestätigt, daß im gesamten Bereich der Ohrenerkrankungen die unwahrscheinlichsten Heilungen mit Impletol ausgelöst werden können.«

»Eine moderne Form der Akupunktur«

Es kommt gar nicht so sehr darauf an, daß in jedem Fall Impletol angewendet wird; zahlreiche andere Mittel können eine ganz ähnliche Wirkung herbeiführen. Wichtig ist nur, daß ein genügend starker Reiz ausgeübt wird, wie es bei der Segmenttherapie nach Huneke der Fall ist.

Etwa jeder vierte praktische Arzt in der Bundesrepublik wendet von Zeit zu Zeit diese Methode an. Sie hilft oftmals auch dann noch, wenn andere Mittel versagt haben.

So sagt beispielsweise die praktische Ärztin Dr. Hilscher in Markt Oberdorf/Allgäu: »Bei sehr schmerzhaften Arthrosen setze ich oftmals in die Haut über dem schmerzenden Gelenk einige Quaddeln, und zwar mit einem Mittel, das einen im Augenblick recht schmerzhaften Reiz ausübt. Manche Patienten reagieren auf die Methode mit leichtem Fieber, andere reagieren gar nicht. Aber ich erreiche in mehr als der Hälfte aller so behandelten Fälle Erfolge. Natürlich kann man die Arthrose nicht rückgängig machen; aber die Patienten können für meist ein bis zwei Jahre von ihren Schmerzen befreit werden.«

Professor Dr. Werner Kunert, Internist und Chefarzt der Städtischen Krankenanstalten in Marl/Westfalen, behandelt ebenfalls erfolgreich nach der Huneke-Methode, und zwar sogar bei akuten Schmerzzuständen heftiger Art. Er sagt: »Bei Anfällen von Angina pectoris und bei Schmerzen beim akuten Herzinfarkt helfen oft einige Quaddeln im Segment besser als stark wirkende Schmerzmittel.«

Die Ärztin im Allgäu und der Medizinprofessor in Westfalen verwenden unterschiedliche Medikamente – und in beiden Fällen ist es nicht das Impletol. Andere Ärzte schwören hingegen auf ihr spezielles Mittel, das wiederum jeweils ein ganz anderes Medikament sein kann.

Schon Ferdinand Huneke hat gesagt: »Es handelt sich gar nicht um eine pharmakologische Wirkung. Wenn die Spritze richtig sitzt, kann man die Medikamentmenge immer kleiner wählen, ohne daß sich die Wirkung ändert. Man braucht schließlich gar nichts mehr zu geben, sondern muß nur die blanke Nadel einstechen; dann ist man bei der chinesischen Akupunktur.« Und ein andermal meinte Huneke: »Diese Therapie ist die moderne Form der Akupunktur.« Er sah jedoch in der täglichen Praxis und im Vergleich mit Akupunkturanwendungen, daß ein Zusatz von Impletol den durch die Nadel ausgeübten Reiz und damit auch die Antwort des Körpers verstärkte. Da Reiz und Antwort an Nervenbahnen gebunden sind, wird die

Segmenttherapie nach Huneke Neuraltherapie genannt (griechisch neuron = Nerv).
Sie ist angezeigt bei Angina pectoris und bei Infarktschmerzen, bei neuralgischen Schmerzen, bei Koliken und Fehlfunktionen innerer Organe. Wenn dennoch 75 von 100 deutschen Ärzten diese Therapie nicht anwenden, so liegt es an mehreren Gründen: Einmal wird die Methode an den Medizinischen Fakultäten unserer Universitäten so gut wie nicht gelehrt. Schon 1957 klagte Professor Dr. Ferdinand Hoff in einem Vortrag anläßlich eines internationalen Lehrgangs für Innere Medizin, daß die der Huneke-Methode zugrunde liegenden Erkenntnisse »dem Arzt am Krankenbett und auch dem Forscher im Laboratorium vielfach fremd sind«. Zum anderen aber ist der Grad der Zuverlässigkeit nicht hundertprozentig.

Heilung in Sekundenschnelle

Das erkannte auch Dr. Ferdinand Huneke. Er sah klar, daß etwa erbliche Krankheiten, aber auch innere Narbenbildungen (im Gehirn nach Schlaganfall, im Herzen nach Infarkt) sowie Mangelkrankheiten und seelische Leiden durch die Neuraltherapie nicht zu beeinflussen waren. Häufig gab es auch Mißerfolge bei Leiden, die sich zuvor bei anderen Patienten als der Therapie sehr zugänglich erwiesen hatten. Und das war für Huneke, wie er einmal sagte, »ein Rätsel, das unlösbar schien«.
Doch der Schein trog. Das Rätsel war zu lösen – und Dr. Ferdinand Huneke löste es. Diese Lösung sollte die große Entdeckung seines Lebens werden. Sie sollte ihm unter

Ärzten und dankbaren Patienten Ruhm und Freunde bringen – aber auch Mißgunst und Feindschaft vieler Wissenschaftler, die in dem kleinen praktischen Arzt nur den Außenseiter sahen, mit dem es sich kaum zu reden lohnte.

1940 kam eine Patientin zu Dr. Huneke, die seit Jahren an einer sehr schmerzhaften Arthritis (Gelenkentzündung) litt. An einer Breslauer Klinik war sie schon ein halbes Jahr lang mit Spritzen und Pillen, mit Bestrahlungen, Wärmepackungen und Massage behandelt worden, ohne daß auch nur die geringste Besserung eingetreten war. Zudem hatte man ihr die Mandeln entfernt und einige nicht mehr ganz einwandfreie Zähne gezogen. Dabei ging man von der Annahme aus, daß eine Fokalinfektion (Herdinfektion) vorlag. Mandeln und Zähne erweisen sich oft als derartige Herde, von denen – wie jeder Medizinstudent lernt – Bakterien oder deren Gifte entweder ständig oder auch schubweise in den Kreislauf abgegeben werden. Auf diesem Weg können sie an anderer Stelle des Körpers zu Entzündungen führen. (Doch auch diese wissenschaftliche Lehre von den Krankheitsherden mit bakterieller Fernwirkung ist umstritten. Man hat nämlich noch niemals entsprechende Keime in dem im Körper kreisenden Blut nachweisen können.)

Die bemitleidenswerte Patientin kam zu Dr. Huneke, weil sie sich von ihm vor einer besonders schwierigen Entscheidung zumindest einen Rat erhoffte: Die Ärzte in Breslau hatten ihr nahegelegt, sich den rechten Unterschenkel amputieren zu lassen. Im Schienbein war vor 30 Jahren eine Knochenmarkentzündung durch Operation beseitigt worden, aber seit fünf Jahren war es immer wieder zu entzündlichen Schüben im Schienbein gekommen. Dort saß, so vermuteten es jedenfalls die Ärzte, der

Entzündungsherd, von dem die Erkrankung des Schultergelenks ausging.
Dr. Huneke machte einen Versuch mit seiner Neuraltherapie. Er spritzte der Patientin Impletol in die Vene und in das Schultergelenk, aber jegliche Wirkung blieb aus. Es war einer jener therapieresistenten Fälle, die dem Düsseldorfer Arzt ein unlösbares Rätsel aufgaben. Er war mit seinem Latein am Ende und mußte der Patientin gestehen, daß es völlig zwecklos sei, sie weiterzubehandeln. Sollte die Frau sich also das Bein amputieren lassen? Dr. Huneke wußte auf diese Frage keine Antwort. Also verließ ihn die Patientin verstört und hilflos.
Zwei Wochen später saß die Frau aus Breslau wieder in seinem Wartezimmer. Als sie zu Dr. Huneke ins Behandlungszimmer vorgelassen wurde, zeigte sie ihm ihr rechtes Bein. Offensichtlich war das Schienbein wieder entzündet.
Was sich nun ereignete, schilderte Dr. Huneke so: »Die Patientin fragte mich, ob ich nicht wenigstens die Entzündung im Bein wieder in Ordnung bringen könne. Das war eine ganz andere Aufgabe als die Behandlung der Schulterarthritis. Es galt also, die tiefliegende Beinentzündung über das Segment zu beseitigen. Deshalb machte ich fünf oder sechs Quaddeln in die alte Operationsnarbe. Als die Patientin aufstand, war das Schultergelenk der anderen Seite vollkommen schmerzfrei und beweglich. Das war eine absonderliche Beobachtung außerhalb des Rahmens jeder bisherigen Denkmöglichkeit.«
Nach acht Tagen kam die Patientin noch einmal in die Sprechstunde. Das Schultergelenk war noch immer schmerzfrei – und blieb es. Mit einer Segmentwirkung war diese Tatsache nicht zu erklären. Daß die Entzündung im Schienbein zurückgegangen war und ebenfalls nie wieder aufflackerte, konnte als Segmentwirkung ge-

deutet werden, nicht aber die Erlösung von der Schulterarthritis, die innerhalb von Sekunden nach der Impletolinjektion in die Narben am Bein erfolgt war.
Dr. Huneke ahnte, daß er eine weitreichende und schwerwiegende Entdeckung gemacht hatte: »Ich stand vor etwas Unfaßbarem; aber die Tatsache konnte ja nicht geleugnet werden. Die Beobachtung hat mich damals im Innersten aufgewühlt. Ich erinnere mich noch, daß ich mit dem Fahrrad ins Bergische Land fuhr, um durch körperliche Anstrengung meine Seelenruhe zurückzugewinnen.«
Auf der Universität hatte der Medizinstudent Huneke gelernt, daß von Fokalinfektionen Bakterien oder deren Gifte ins Blut gelangen und fern vom Herd Erkrankungen auslösen können. Es wäre nun denkbar, daß durch Impletoleinspritzungen diese Fernerkrankungen langsam ausheilen oder daß man die Schmerzen über die Segmentwirkung zum Verschwinden bringen könne. Aber die Impletolinjektionen bei der Breslauer Patientin lagen nicht in einem Segment, über das eine derartige Wirkung erzielt werden kann. Und das Ausheilen der Schultergelenkentzündung konnte zweifellos nicht mit Sekundenschnelle nach der Injektion erfolgen.
Durch einen Zufall hatte Dr. Huneke sein erstes »Sekundenphänomen« erlebt. Und er fand auch die Lösung. Sie kam ihm so plötzlich, wie er auch die sekundenschnelle Heilung erlebt hatte: »Blitzartig leuchtete mir die Erkenntnis auf, daß Fernstörungserkrankungen, die von einem Herd ausgehen, nicht durch Streuung von Bakterien oder deren Giften zustande kommen können. Weil die Fernstörung in einer Sekunde verschwunden war, konnte sie nur auf dem Weg über das Nervensystem ferngesteuert sein. Ganz einfach deswegen, weil sie durch Aufhebung der Fernsteuerung verschwand.«

»Die erfolgreichste Behandlungsmethode chronischer Krankheitszustände«

Die Beinnarbe der Huneke-Patientin war also ein »Störungsfeld« gewesen, das bis in die Schulter hinein gewirkt und dort Schmerzen verursacht hatte. Der Huneke-Schüler Dr. Peter Dosch sagt es so: »Die Entzündung hat wie ein Störsender gewirkt, der Reizimpulse ausgestrahlt hat, die am Empfangsorgan Schultergelenk eine chronische Entzündung ausgelöst und unterhalten hatten. Die Impletolspritze am Störungsfeld schaltete dann mit dem Störsender gleichzeitig alle von ihm verursachten Krankheitserscheinungen blitzartig und hundertprozentig ab.«

Dr. Huneke machte – zusammen mit seinem Bruder Walter, der ebenfalls Arzt war – umfangreiche Experimente. Wenn Krankheiten allen anderen Behandlungsmethoden unzugänglich blieben, suchte er nach Störungsfeldern, die er meist in Narben entdeckte – in großen Operationsnarben und in manchmal nur winzigen Narben, die kaum millimetergroß waren. Und immer wieder konnte er durch eine oder mehrere Spritzen in diese Narben Krankheiten an entlegenen Körperstellen schlagartig heilen – viele Krankheiten. Am deutlichsten sprechen für den Erfolg die Krankenberichte, die entweder von Huneke selbst oder von seinen Schülern – wie von seinem Bruder Walter und von Dr. Peter Dosch – veröffentlicht worden sind.

Zu Dr. Walter Huneke kam ein junger Mann, der seit zwei Jahren an Gelenk- und Weichteilrheumatismus litt. Die Krankheit war bisher durch keinerlei Mittel zu beheben gewesen. Dr. Huneke suchte nach dem auslösenden Störungsfeld: Der Patient war einige Male wegen eines angeborenen Stars am Auge operiert worden. Deshalb machte der Arzt einige Injektionen hinter den Augapfel – und erzielte eine sekundenschnelle Heilung: »Es war aufregend zu erleben, wie die schmerzhaft entzündliche Weichteilschwellung schon nach Minuten zurückging.«

Eine 40 Jahre alte Patientin litt seit einem Dutzend Jahren an Polyarthritis (Entzündung zahlreicher Gelenke), die trotz mehrmaligem Krankenhausaufenthalt, jährlicher Behandlung mit Spritzen, Tabletten und Einreibungen nur schlimmer wurde. Die Hand-, Finger-, Knie- und Fußgelenke waren so versteift und geschwollen, daß die Frau nicht mehr arbeiten und kaum noch gehen konnte. Als Kind waren ihr die Mandeln entfernt worden, also konnten die Mandelnarben Störungsfelder sein. Eine Impletolinjektion in die Mandelnarben löste das Sekundenphänomen aus: Die Frau war plötzlich schmerzfrei und konnte wieder gehen. Die Schmerzfreiheit hielt an, die Gelenke sind ohne Nachbehandlung wieder normal geformt und fast voll beweglich geworden.

Der praktische Arzt Dr. Fritz Laurenz (Borghorst/Westfalen) berichtet von einem 31jährigen Mann, der seit drei Jahren an ständig wiederkehrendem Blasenkatarrh litt. Er klagte auch über Potenzstörungen, die sich seit acht Wochen zu völliger Impotenz verschlechtert hatten. Dr. Laurenz gab dem Patienten eine Impletol-Spritze in die als Störungsfeld erkannten Rachenmandeln. Das Sekundenphänomen trat ein: »Die Reizblase war geheilt und die Impotenz binnen 24 Stunden behoben.«

Jede Narbe kann ein Störungsfeld sein, muß es aber nicht. Manchmal bedarf es geduldiger Suche. Und nicht nur der Arzt muß Geduld aufbringen. Weil ein 65jähriger Patient diese Geduld nicht besaß, wurde ihm unnötigerweise die Gallenblase chirurgisch entfernt. Der Mann litt seit vielen Jahren an einer Erkrankung des Gallenwegsystems und an chronischer Stuhlverhaltung, bei der eine neuraltherapeutische Behandlung nicht sofort zum Erfolg führte. Also ließ er sich auf fachärztlichen Rat operieren.

Aber noch während des Krankenhausaufenthaltes setzten erneut Koliken ein; und als der Patient die Klinik verlassen hatte, ging er wieder zum Neuraltherapeuten. Der fand eine kaum linsengroße Narbe am Unterschenkel, die nach einer vor Jahren aufgetretenen eiternden Wunde übriggeblieben war. Die Narbe wurde mit Impletol unterspritzt. In Sekunden war der Erfolg deutlich. Im Krankenbericht heißt es: »Seit sieben Jahren keine Beschwerden mehr. Die Ursache des Leidens lag am Unterschenkel und nicht in der herausoperierten Galle. Aus demselben Grund kehrt bei 30 bis 40 Prozent aller Gallenoperierten das Leiden zurück.«

Sehr häufig stellen sich Zähne als Störungsfelder heraus, auch wenn sie nicht schmerzen oder selbst im Röntgenbild nicht auffallen. Bei einem schmerzenden Zahn aber liegt stets der Verdacht auf ein Störungsfeld vor.

So war es beispielsweise bei einer 46jährigen Patientin, die seit Jahren an einer Kniearthrose litt. Plötzlich entzündete sich das Kniegelenk, wurde unförmig und schmerzte so sehr, daß die Frau nicht mehr die Treppe zu ihrem Schlafzimmer hinaufsteigen konnte. Sie suchte einen Neuraltherapeuten auf, der nach langwieriger Erfragung von ihr erfuhr, daß ihr ein Eckzahn im Oberkiefer manchmal weh tat. Ziehen lassen wollte sie ihn nicht, weil er einen Halt für ihre wackelnde Prothese bot. Im Krankenbericht steht: »Eine Injektion an diesen bis auf eine kleine Schleimhauttasche unverdächtigen Zahn ergibt sofort Schmerzfreiheit im Knie. Die Frau kann kurz darauf die Treppe hinaufsteigen. Nach zwei Tagen ist das Knie ohne jede Schonung oder andere Behandlung wieder abgeschwollen.«

Es gibt eine Fülle weiterer Berichte, die von ähnlichen Heilungen sprechen. Und doch können sie alle kaum einen Vertreter der naturwissenschaftlich ausgerichteten Schulmedizin überzeugen. Der Grund dafür wird deutlich an einem Fall, den Dr. Walter Huneke aus seiner Praxis berichtet.

Einbildung oder Wirklichkeit?

Zu ihm kam ein 66jähriger Mann mit starken Nacken-, Schulter- und Armschmerzen, die ein Facharzt als halswirbelsäulenbedingt bezeichnet hatte. Im Röntgenbild zeigte sich eine schwere Degeneration der Bandscheiben mit fast völligem Bandscheibenschwund der mittleren und unteren Halswirbelsäule. Derartige Abnutzungserscheinungen kann auch der beste Neuraltherapeut nicht rückgängig machen.

Dr. Huneke suchte dennoch nach einem Störungsfeld. Er fand gleich zwei: Amputationsnarben des vierten und fünften Fingers der rechten Hand. In diese Narben spritzte er Impletol und löste damit das Sekundenphänomen aus. Die Schmerzen waren sofort beseitigt, und auch die Bewegungseinschränkung wurde weitgehend aufgehoben. Diese Heilung war ein Dauererfolg.

Aber darf man von Heilung sprechen? Subjektiv erlebte der Patient, wie es ihm von der einen auf die andere Minute entscheidend besser ging. Objektiv aber änderte sich an dem Röntgenbild nicht das geringste. Und damit rückt die angebliche Heilung in die Nähe der Magie. Sie paßt nicht in das naturwissenschaftliche Weltbild der Medizin. Kann man den Angaben der Neuraltherapeuten überhaupt trauen? Sollte nicht maßlose Übertreibung im Spiel sein?

Die Antwort darauf gibt als neutraler Zeuge der Internist Professor Dr. Ferdinand Hoff: »Die Angaben der Neuraltherapeuten sind so erstaunlich, daß sie zunächst auf große Skepsis und vielfach auch auf Ablehnung gestoßen sind. Aber von der Tatsache, daß ein solches Sekundenphänomen zustande kommen kann, habe ich mich zunächst in der Praxis von Dr. Ferdinand Huneke und dann in meiner Klinik im Kreise meiner Mitarbeiter in einer großen Zahl von Fällen überzeugt. Wir haben Kranke gesehen, die seit vielen Monaten mit allen Mitteln der Herztherapie wegen schwerer Anfälle von Angina pectoris oder wegen Rhythmusstörungen des Herzens behandelt wurden, oder auch Kranke mit ›rheumatischen Beschwerden‹ des Schultergelenks und starker Bewegungseinschränkung, welche nach Einspritzung von Impletol an alten Narben völlig beschwerdefrei wurden und auch beschwerdefrei blieben.«

Wissenschaftlich deuten konnte auch Hoff das Sekundenphänomen nicht, und als Wirkung des Medikaments Impletol ist es schon gar nicht zu erklären, wenn auch Huneke dem Impletol einen, wie er sagt, »universellen Heilungscharakter« unterstellt. Huneke hat drei Lehrsätze aufgestellt, die Grundlage seiner Erfolge in der Praxis sind. Er sagt:

- Jede chronische Krankheit kann störungsfeldbedingt sein.
- Jede Stelle des Körpers kann zum Störungsfeld werden.
- Die Impletolinjektion in das schuldige Störungsfeld heilt die störungsfeldbedingten Krankheiten, soweit das anatomisch möglich ist, über das Sekundenphänomen.

Der letzte Punkt enthält eine Einschränkung. Es ist dieselbe Einschränkung, die der Akupunkteur Dr. Johannes Bischko auch für die Methode der chinesischen Nadeln macht: »Nur wo etwas gestört ist, kann eine Heilung erfolgen, nicht aber, wo etwas zerstört ist.« Wie die Akupunktur versteht sich die Neuraltherapie heute weitgehend als Reiztherapie. Ein zerstörtes Organ aber kann auf Reize nicht antworten.

Die Übereinstimmung mit der Akupunktur geht noch weiter: Nach therapeutischen Röntgenbestrahlungen versagt die Neuraltherapie oftmals für lange Zeit, nicht selten sogar für immer. Und wenn eine Behandlung mit Cortisonpräparaten erfolgt ist, muß eine geraume Zeit vergehen, ehe die Neuraltherapie mit Erfolgen aufwarten kann.

Dr. Ferdinand Huneke berichtete aber auch: »Ich erinnere mich an eine ganze Reihe von Kranken, bei denen die systematische Durchuntersuchung keinen anderen Schluß zuließ, als die Zigarette als Ursache der Erkrankung anzuerkennen. Dann hat es gar keinen Sinn, weiterzubehandeln. Das gilt besonders auch für nikotinbedingte Gefäßstörungen an den Beinen und am Herzen.«

Dr. Peter Dosch macht darauf aufmerksam, daß auch sogenannte Rentenneurotiker für die Neuraltherapie aussichtslose Behandlungsobjekte sind: »Wenn das Rentenbegehren erst einmal die Psyche beherrscht, ist die Heilung nicht mehr eingeplant und beinahe unerwünscht. In abgeschwächter Form gilt das für den Arbeitnehmer, der zuerst nur einmal krankgeschrieben zu werden wünscht.« So hat sich bei einigen Neuraltherapeuten herausgestellt, daß sich mit ihrer Methode Privatpatienten leichter behandeln lassen als Kassenpatienten.

Viel mehr aber als diese Ausnahmen wollte Dr. Huneke

nicht gelten lassen, als er mit seinen drei Lehrsätzen die nahezu universelle Anwendbarkeit seiner neuen Methode beschrieb.

Erfolge, die für sich sprechen

Der Praktiker Dr. Ferdinand Huneke war überfordert, als es darum ging, diese Aussagen wissenschaftlich zu begründen. Er verzichtete denn auch so gründlich darauf, daß er zu der Auffassung gelangte, seine Erkenntnisse würden verfälscht, wenn man auch nur versuche, »die neuraltherapeutischen Phänomene in das bisher gültige wissenschaftliche Denken einzuordnen«.

Statt dessen begründete er die Neuraltherapie mit einer reichlich unklaren Mystik und mit Metaphysik. Huneke glaubte an eine Welt jenseits unserer sichtbaren Welt, die bei ihm irgendwo zwischen Glauben und Philosophie angesiedelt war. Durch das unerklärbare Sekundenphänomen »ist diese hintergründige Welt in ihrer Realität bewiesen worden; jene bisher verborgene Welt hat sich zu erkennen gegeben. Im Sekundenphänomen berührt uns der Saum des Gewandes eines allmächtigen Schöpfers, der seinen Geschöpfen nicht die Gabe verlieh, ihn mit messendem Verstand zu erkennen«.

Huneke war aufgeschlossen gegenüber den Ideen, die die Grundlage der Homöopathie und der Akupunktur bilden. Daß er diese Ideen heranzog, hat ihn unter Wissenschaftlern eher noch verdächtiger gemacht. So nannte der Adenauer-Arzt Professor Dr. Paul Martini Hunekes Ansichten »ein Musterbeispiel von unklaren Gedankengängen, von unverbindlichen Analogieschlüssen, von der völligen Unkenntnis der Voraussetzungen jeder Beweisführung auf therapeutischem Gebiet«. Auch Ferdinand Hoff, der das Sekundenphänomen gesehen hatte, konnte Huneke nicht weiter folgen: »Die theoretischen Erklärungen, die Huneke vorbringt, vermag ich mir nicht zu eigen zu machen. Es liegen hier auch sehr viele Übertreibungen vor.«

So meinte Huneke noch 1965, ein Jahr vor seinem Tode, als die Wissenschaft ihn längst nicht mehr beachtete: »Wir haben heute zu wenig Krankenbetten, aber gekonnte Neuraltherapie dürfte aus einem Zuwenig an Krankenbetten einen Überfluß werden lassen.« Er sah endlich nur noch diese Therapie, die nahezu ein Allheilmittel sein sollte – was sie durchaus nicht ist. Und sein Schüler Dr. Peter Dosch gibt zu, daß sich die Neuraltherapeuten »bewußt einseitig orientieren«.

Bei einer Umfrage im Frühjahr 1974 stellte sich heraus, daß ein Dutzend befragter deutscher Universitätsprofessoren – Neurologen und Chirurgen – keinerlei Praxis in der Anwendung der Hunekeschen Neuraltherapie hatten. Zehn von ihnen konnten deshalb kein Urteil darüber abgeben – zwei von ihnen aber nannten die Methode »Mumpitz« und »völlig wirkungslos, wenn man die Einbildung der Patienten abzieht«.

Der Neuraltherapie, die als Außenseitermethode begann, ist es nicht gelungen, sich in die wissenschaftliche Medizin zu integrieren, weil ihr die wissenschaftliche Basis fehlt. Es fragt sich nur, ob das als Grund für eine völlige Ablehnung ausreicht. Jedenfalls meint Professor Dr. Werner Kunert, der Erfahrungen mit dem Sekundenphänomen hat: »Die Neuraltherapie nach Huneke hat zweifellos Erfolge aufzuweisen. Die Argumente, mit denen die Methode von ihren Verfechtern wissenschaftlich interpretiert werden soll, sind jedoch weitgehend nicht zu akzeptieren. Doch die Ablehnung der Interpretation sollte nicht von vornherein zur Ablehnung der gesamten Methode führen. Wir müßten sonst eine ganze Reihe wissenschaftlich anerkannter und hervorragend wirkender Methoden oder Mittel ablehnen, weil uns ihre Wirkungsweise ebenfalls noch unklar ist.«

Dr. Walter Huneke konnte 1967 noch die Genugtuung erleben, daß ihm das Bundesverdienstkreuz 1. Klasse verliehen wurde. Damit sollte vor allem auch das Wirken seines Bruders Ferdinand anerkannt werden, der ein Jahr zuvor verstorben war. Dr. Walter Huneke starb im März 1974.

3. Chirotherapie

Ein Berner Gerichtsurteil

Von 1936 bis 1939 wurde in der Schweiz eine Fehde ausgetragen, die weit über die Landesgrenzen hinaus beachtet wurde und die bis heute auch in Deutschland nachwirkt. Es ging darum, ob die nichtärztlichen Chiropraktiker neben den Ärzten ihre Heilbehandlungen durchführen durften.

Auf Betreiben einiger Ärzte wurde 1936 gegen drei Chiropraktiker von der Berner Polizeibehörde wegen unbefugter Ausübung ärztlicher Tätigkeiten Klage erhoben. Das zuständige Gericht bestellte drei Berner Experten: den Direktor der Poliklinik, den Direktor der Psychiatrischen Universitätsklinik und einen Facharzt für Chirurgie. Sie studierten die Literatur und sahen sich in den Behandlungsräumen der Chiropraktiker um. Über die chiropraktische »Behandlung« berichteten sie: »Die Patienten werden auf ein elastisches, besonders konstruiertes Operationsbett gelegt, mit dem Rücken nach oben. Der Chiropraktiker läßt eine Hand über das Rückgrat gleiten, um sich nochmals zu vergewissern, welcher Wirbel verlagert und der Behandlung bedürftig sei.

Dann wird eine Hand neben den scheinbar verschobenen

oder verdrehten Wirbel aufgelegt und mit der anderen Hand ein Handgelenk umfaßt und festgehalten. Nun erfolgt mit beiden Händen unter Mitwirkung der Kraft des Oberkörpers des Chiropraktikers ein scharfer, plötzlicher Druck, um den Wirbel wieder in seine normale Lage zurückzubringen. Der Druck erfolgt in einer den Patienten überraschenden Weise, da er die Bewegungen des Chiropraktikers, der hinter ihm oder über ihm steht, nicht beobachten kann. Der erfahrene Chiropraktiker aber soll bei der Behandlung einen ›krachenden Laut‹ vernehmen, wenn er überzeugt sein will, daß der Wirbel sich bewegt hat.«

In der chiropraktischen Literatur jener Jahre fanden die Experten auch, bei welchen Leiden die Wirbelbehandlung erfolgreich sein sollte. Es lag eine Fülle von Indikationen vor, darunter unter anderem: Akne, Blinddarmentzündung, Arthritis, Asthma, Furunkulose, Bronchitis, Katarrh, Diabetes, Gallensteine, Gicht, Hämorrhoiden, Bluthochdruck, Grippe, Masern, Gelbsucht, Hexenschuß, Malaria, Migräne, Mandelentzündung, Krampfadern und Tuberkulose.

Nach vielen Untersuchungen kamen die drei Experten aus Bern zu Schlußfolgerungen, die für die Chiropraktik vernichtend waren: Die Theorie der Chiropraktik erwies sich als falsch, die Diagnosen waren unrichtig, und die Heilerfolge waren auf Suggestion zurückzuführen. Also lautete das Urteil: »Unter allen Umständen ist der Chiropraktik die Anerkennung als einer exakten wissenschaftlichen Heilmethode unzweifelhaft abzusprechen.«

Bald darauf wurde eine ähnliche Untersuchung, diesmal sogar von neun Fachleuten, im Kanton Bern durchgeführt. Wieder kam es zu einer völligen Ablehnung der Chiropraktik.

Eine Vermittlung mißlingt

Da griff ein Mann in den Streit ein, der als Ernährungsforscher, als Kämpfer für eine sogenannte »naturgemäße Heilweise« und generell als eine Art »Naturapostel« weit über die Schweiz hinaus bekannt war: Dr. Max Bircher-Benner (1867 bis 1939). Der Gesundheitsdirektion des Kantons Bern und der neunköpfigen Expertenkommission sandte er eine Stellungnahme zur Frage der Chiropraktik zu. Das brachte ihm erst einmal Ärger unter Kollegen ein, obgleich diese seine Stellungnahme gar nicht kannten. Was davon an die Öffentlichkeit gedrungen war, bezeichnete Bircher-Benner als »entstellt, mißdeutet, verfälscht«. Um es zurechtzurücken, trat er 1937, kurz nach seinem 70. Geburtstag, mit seiner Meinung und seinen Erfahrungen an die Öffentlichkeit.

Bircher-Benner, der viele Jahre eine eigene Privatklinik geleitet hatte, war durch Patienten aus England und Amerika auf die Chiropraktik aufmerksam geworden und hatte später eine Reihe positiver Ergebnisse kennengelernt. Er bedauerte nur, daß das gesamte System der Chiropraktik noch nicht klinisch überprüft worden war, weder in der Schweiz, noch in Deutschland, noch sonst irgendwo in Europa. Deshalb forderte er von der Gesundheitsdirektion des Kantons Bern eine solche Überprüfung, weil »bislang die Chiropraktik von seiten der Ärzte ohne Prüfung als Schwindel und Kurpfuscherei erklärt und behandelt wird«.

Bircher-Benner war durchaus kein unkritischer Parteigänger der Chiropraktiker. In seinem Bericht sprach er sogar eine Warnung an ihre Adresse aus: »Da ich neben meiner eigenen guten Erfahrung auch ungünstige Folgen der chiropraktischen Behandlung gesehen habe, möchte ich mich ausdrücklich dagegen verwahren, daß mein Bericht zu Propaganda- oder Reklamezwecken von chiropraktischer Seite benützt wird.«

Ihm ging es darum, eine Methode wissenschaftlich untersuchen zu lassen, die in der Praxis zweifellos Erfolge aufzuweisen hatte. Die Theorie dieser Methode, aufgebaut auf unwissenschaftlichen und unmedizinischen Gedankengängen, wollte auch Bircher-Benner nicht gelten lassen. In amerikanischen Lehrbüchern hatte er gelesen, daß Veränderungen an der Wirbelsäule Nervenirritationen hervorrufen sollten, aus denen sich alle Krankheiten erklären ließen. Diese Theorie bezeichnete er als »phantastisch und unhaltbar«. Sie führe überdies dazu, »daß die Chiropraktiker sehr viele Kranke behandeln, die nicht in chiropraktische Behandlung gehören. Hier beginnt die Gefahr ihrer Tätigkeit«.

Deshalb stimmte Bircher-Benner schließlich dem negativen Gutachten der Experten-Kommission zu. »Mit ihrem Mangel an Wissen und ärztlicher Erfahrung dürfen die Chiropraktiker die Verantwortung für kranke Menschen nicht auf sich nehmen.« Diese Zustimmung erfolgte nicht leichten Herzens: »Ich hätte mir lieber eine Lösung gewünscht, die das Kind nicht mit dem Bade ausschüttet.«

Dr. Bircher-Benner wollte mit seinem Vorschlag zur klinischen Überprüfung der Chiropraktik eine vermittelnde Stellung einnehmen. Aber sein Vorschlag wurde von den Fachleuten nicht aufgegriffen. Die Experten waren sich in der Ablehnung der Chiropraktik einig.

Die Öffentlichkeit urteilt anders

So einig sich die Experten waren, so uneinig war die öffentliche Meinung. Die jahrelange Diskussion erreichte Anfang 1939 ihren Höhepunkt. Es hatte dabei ganz den Anschein, als ob es um eine Schicksalsfrage der Schweizer Nation gehe. Dennoch gab es damals in der ganzen Schweiz nicht mehr als 13 Chiropraktiker, die als Laienbehandler die »unwissenschaftliche Methode« anwandten. (Vielleicht machten darüber hinaus auch einige Ärzte gelegentlich chiropraktische Handgriffe, aber sie sprachen lieber nicht davon.)

Die Chiropraktiker gingen systematisch vor: Sie sammelten Unterschriften, um nach Schweizer Recht eine sogenannte Initiativabstimmung zu erreichen. Im Februar 1939 wurde im Kanton Zürich eine Volksabstimmung durchgeführt. Es ging darum, ob den Chiropraktikern zugestanden werden sollte, daß sie ihre wirbeleinrenkende Kunst legal ausüben durften, obgleich sie keine Ärzte waren. Die Abstimmung ergab ein deutliches Plus für die Chiropraktiker.

Auch in England stand das Gesetz einer Ausübung der Chiropraktik durch Laien entgegen, aber eine erfolgreiche Lobby brachte es zustande, daß das Gesetz geändert wurde. In Amerika – wo es die längste chiropraktische Tradition gibt – ist es sogar möglich, das Diplom eines »Doktors der Chiropraktik« zu erwerben.

Der Schweizer Fred W. H. Illi trägt diesen Titel, der in Deutschland nicht anerkannt wird. Trotzdem führt er ihn in einem Buch, das 1952 in der Bundesrepublik erschien. In diesem »Kurzen Abriß der Chiropraktik« schreibt Illi: »Es würde zu viel Platz beanspruchen, alle Krankheiten, die durch die Chiropraktik geheilt oder gebessert werden, aufzuzählen. Besonders möchte ich nur auf die Kinderlähmungen hinweisen. Die Chiropraktik ist in der Lage, sie zu heilen, wenn sie im akuten Stadium angewendet wird, oder aber sie bedeutend zu bessern, wenn die Erkrankung schon länger zurückliegt. Ich selbst habe während des akuten Stadiums zwei Kinder erfolgreich behandelt. In einem Fall wurde mir ein Mädchen sechs Wochen nach dem akuten Stadium zugeführt. Das Kind war als ›geheilt‹ aus dem Spital entlassen worden, aber beide Beine waren vollkommen gelähmt. Nach dreimonatiger Behandlung konnte das Kind aufrecht gehen.«

Professor Dr. Heinrich Lampert schildert die chiropraktische Behandlung eines Falles von Multipler Sklerose, einer der häufigsten Nervenerkrankungen aus bisher unbekannter Ursache (die Schilderung wird im folgenden gekürzt wiedergegeben):

»Die Patientin Änne B. wurde von einem Arzt behandelt, ohne daß die Multiple Sklerose zurückging. Durch Verwandte kam sie zu einem Chiropraktiker. Er diagnostizierte, daß der fünfte Lendenwirbel aus seiner normalen Lage geraten war, so daß die dort austretenden Nerven gequetscht wurden und zu den körperlichen Störungen führten. Wahrscheinlich, so meinte der Chiropraktiker, sei Änne B. einmal gestürzt und habe sich dabei den Wirbel ausgerenkt. Tatsächlich war das vor Jahren der Fall: Die Patientin war beim Schulturnen vom Barren gefallen. Der Chiropraktiker behandelte die Wirbelsäule und stellte fest, daß auch ein Brustwirbel aus seiner Position herausgetreten war. Er renkte ihn wieder ein. Nun konnte Änne B. nach Jahren zum erstenmal ihren gelähmten rechten Arm wieder bewegen. Bald darauf hörte auch das Zittern in den Knien auf, das ihr schon lange Kummer bereitet hatte.« Professor Lampert zitiert aus dem Brief einer Verwandten der Änne B.: »Mir ist es unklar, daß die bisher behandelnden Ärzte die Veränderung der Wirbelsäule nicht festgestellt haben. Mein Vertrauen zu den praktischen Ärzten ist schwer erschüttert. Wir alle sind aber froh über die Wende in Ännes Befinden, und auch Änne hat starkes Vertrauen.«

Wohin dieses Vertrauen zum Chiropraktiker führte, sagt Professor Lampert in einem Satz: »Heute, nach vier Jahren, ist die Patientin an den Rollstuhl gefesselt.«

Der französische Chirurg Dr. Robert Maigne, der besonders die an der Wirbelsäule auftretenden Störungen erforscht, meint kritisch: »Wie viele Familien haben schwere Opfer auf sich genommen, um einem Kranken mit Multipler Sklerose über längere Zeit chiropraktische Behandlungen zu ermöglichen. Sprechen wir nicht von den Poliomyelitis-Kindern, denen man versprochen hatte, ihre Lähmungen zu beheben. Wie soll man diesen geschlagenen Familien erklären, daß die von ihnen festgestellte Besserung nur normal ist und daß die Durchführung einer guten Heilgymnastik erfolgreicher gewesen wäre.«

Wenn die Chiropraktik von der naturwissenschaftlichen Medizin noch immer als Außenseitermethode betrachtet und weithin abgelehnt wird, dann geschieht das nicht selten aufgrund von Heilungsberichten der genannten Art,

die sich bei näherem Hinsehen eben nicht als Erfolgsberichte deuten lassen. Und auch die von dem Schweizer Fred Illi erwähnten Polio-Heilungen – auch Akupunkteure sprechen von Polio-Heilungen durch den Einstich der chinesischen Nadeln in die Haut – können nur durch die im Organismus vorhandene Tendenz zur Selbstheilung erklärt werden, nicht aber durch die Chiropraktik.
Es ist der Chiropraktik jahrzehntelang nicht gelungen, sich von dem Ruf zu befreien und von den geradezu mystischen Übertreibungen zu lösen, die ihr seit ihrer Entstehung anhaften. Sie wurde begründet von einem Mann, der von ärztlicher Wissenschaft nichts verstand, desto mehr aber allerlei abstrusen Ideen anhing.

Vom Eierhändler zum Begründer der Chiropraktik

David Daniel Palmer handelte gegen Ende des vorigen Jahrhunderts in Davenport im Staate Iowa (USA) mit Kolonialwaren und frischen Eiern. Es war die Zeit, in der dort Magnetiseure von sich reden machten, die durch irgendwelche »Kraftausstrahlungen« Krankheiten heilen wollten. Irgendwann spürte auch Palmer derartige Heilkräfte in sich. Er muß wohl eine Reihe Erfolge erzielt haben, denn er hat immerhin zehn Jahre lang diese Methode praktiziert und sogar eine Schule zur Erlernung der »magnetischen Heilungen« eröffnet. Er beschäftigte sich auch mit der Wirbelsäule, durch die – seiner Meinung nach – vom Gehirn aus die Intelligenz in den Körper floß.
Eines Tages, im Jahre 1895, kam ein alter Neger zu ihm,

der seit 17 Jahren taub war. Er wollte »auf die magnetische Art« geheilt werden. Palmer erfuhr von seinem Patienten, daß dieser sich just an dem Tage vor 17 Jahren, an dem er plötzlich taub geworden war, beim Heben einer schweren Last »verhoben« habe. Dabei habe er ein lautes Knacken im Rücken gehört.

David Daniel Palmer hatte den Einfall, der die Chiropraktik begründete: Wenn die Taubheit entstanden war, weil ein herausgesprungener Rückenwirbel einen Nerv abgequetscht und so den Intelligenzfluß unterbrochen hatte, dann mußte man eben den Wirbel wieder zurechtrücken. Palmer betastete die Wirbelsäule des Negers, fand den schuldigen Wirbel, versetzte ihm einen heftigen Schlag – und der Patient war geheilt. Von Stund an konnte er wieder hören.

Diese Geschichte ereignete sich, wie gesagt, 1895. Sie hat allerdings einen kleinen Schönheitsfehler.

Schon drei Jahre zuvor hatte in Kirksville (Kansas) Dr. A. T. Still eine Schule eröffnet, in der er jeweils an die zwei Dutzend Studenten in einer neuen Therapie unterwies. Er hatte herausgefunden, daß kleine Veränderungen in der Struktur der Wirbelsäule heraustretende Nerven irritieren konnten und zu tiefergehenden Organschäden infolge Minderdurchblutung führten. Also behandelte er die Wirbelsäule durch verschiedene Techniken, die alle mit der Hand ausgeführt wurden.

Dr. Stills Tochter Blanche erinnerte sich später, daß ein gewisser David Daniel Palmer im Herbst 1893 von ihrem Vater und von dessen Studenten behandelt wurde. Staunend sagte Blanche Still: »Das nächste, was wir dann von Palmer hörten, war, daß er eine Methode entdeckt hätte, mit den Händen Krankheiten zu heilen. Er nannte sie Chiropraktik.« (Griechisch cheir, Genitiv cheiros =

Hand; ei später i gesprochen. So ist auch der Chirurg eigentlich »Handarbeiter«. Die manuelle Tätigkeit des Arztes wird auch in dem deutschen Wort »Behandlung« deutlich.)

Dr. Still hörte nicht nur etwas von Palmer, sondern er sah bald auch etwas von ihm, nämlich eine Zeitschrift, die Palmers Namen als Herausgeber trug. Auch Dr. Still gab ein Journal heraus, und als er Palmers Publikation las, kam ihm manches bekannt vor. In der nächsten Ausgabe seines Blattes wetterte Dr. Still: »In Iowa gibt es einen schwindlerischen magnetopathischen Heiler. Er gibt eine Zeitschrift heraus, die einem angeblich ganz neuen System gewidmet ist. Aber der ganze Inhalt jener Zeitschrift ist aus unserem Journal zusammengeschrieben.«

Palmer erwähnte den Namen seines Konkurrenten niemals. Er gab später jedoch an, ein gewisser Dr. Atkinson habe ihm Kenntnisse der Medizin beigebracht.

Wie man den Streit auch beurteilen mag – auf jeden Fall hat Palmer ein gewisses System in die chiropraktischen Handgriffe gebracht. Vor ihm hatte es allerdings bei fast allen Völkern der Erde immer Männer gegeben, die durch diesen oder jenen Handgriff verrenkte Glieder wieder einrenkten oder auch »verrutschte« Wirbel wieder an ihren richtigen Platz brachten.

Von der Chiropraktik zur Chirotherapie

Sie und Palmer sind die Ahnen jener zwölf deutschen Ärzte, die sich 1953 zu einer »Forschungs- und Arbeitsgemeinschaft für Chiropraktik« zusammentaten, um zu versuchen, die Außenseitermethode wissenschaftlich zu untermauern und in die Schulmedizin zu integrieren. Es wäre übertrieben, schon heute von einer derartigen Integration zu sprechen. Noch immer sind auch die ärztlichen Chiropraktiker – die sich seit 1962 Chirotherapeuten nennen – Außenseiter, aber sie setzen sich allmählich durch.

Das zeigte sich im Juni 1973, als bei einem Fortbildungskongreß der Bundesärztekammer das angekündigte Streitgespräch zwischen einem Chirotherapeuten und einem Neurochirurgen nicht stattfand. Statt dessen suchte man nach den Punkten, die Schulmedizin und Chirotherapie verbinden.

Das überaus negative Urteil, das sich die Schweizer Experten vor dem 2. Weltkrieg gebildet hatten, wird heute – zumindest in einer solchen Form – auch von den Schulmedizinern nicht mehr aufrechterhalten. Das liegt aber weniger daran, daß sich die Schulmedizin mittlerweile vom Wert der Chiropraktik überzeugt hat, sondern daran, daß sich die Chiropraktik der Laienbehandler in Lehre und Anwendung zur Chirotherapie der Ärzte gewandelt hat, wenngleich auch noch die Schwierigkeiten des Anfangs zu spüren sind.

Professor Ferdinand Hoff hat als Internist wenn schon keinen Weg, so doch eine wissenschaftliche Gasse zur Chirotherapie gefunden. Er schrieb 1962: »Bandscheibenschäden und Abweichungen der Wirbelstellungen können durch mechanischen Druck oder durch direkte Schädigung zu Reizungen von vegetativen oder spinalen Nerven führen, welche funktionelle Krankheitserscheinungen an inneren Organen zur Folge haben. Wir selbst haben uns von der großen Bedeutung dieser von der Wirbelsäule ausgehenden funktionellen Störungen in einer großen Zahl von Fällen überzeugt.« Speziell zu den chiropraktischen Methoden sagte er: »Es liegen hier freilich oft uferlose Übertreibungen vor. Übertreibungen führen zu Unsinn, auch wenn sie von einem richtigen Kern ausgehen. Und ein solcher Kern ist in der Lehre der Chiropraktiker enthalten. Manchmal können chiropraktische Methoden einen verblüffenden Erfolg haben.«

Dieses Erfolges wegen beschäftigen sich in Deutschland neben vielen Laien etwa 600 Ärzte intensiv mit der Chirotherapie (in Österreich und der Schweiz sind es zusammen etwa ebensoviele.) Es gibt aber darüber hinaus einige Tausend, die diese Methode nur am Rande ausüben, die also nicht intensiv damit vertraut sind. Inzwischen aber ist die Chirotherapie ein Wissensgebiet geworden, das eine gewisse Spezialisierung erfordert – wenn nicht die negativen Begleiterscheinungen auftreten sollen, die immer wieder beobachtet und die der Methode angelastet werden.

Zur Zeit – und sicher noch über Jahre – wird die Chirotherapie an drei deutschen Universitätskliniken wissenschaftlich untersucht. Aber es gibt bereits genug seriöse Veröffentlichungen und auch namhafte Vertreter dieser Methode, die mit aller Deutlichkeit sagen, in welchen Fällen Chirotherapie sinnvoll ist, wie sie ausgeübt werden muß – und wann man von der Wirbelsäule am besten die Hände lassen soll.

Ein Patient fällt vom Fahrrad

Einer der ersten, der sich in Deutschland wissenschaftlich mit den Problemen der Chiropraktik auseinandergesetzt hat, ist der Chirurg Professor Dr. Ludwig Zukschwerdt. Von 1955 bis 1968 war er Direktor der Chirurgischen Universitätsklinik Hamburg-Eppendorf, davor – ab 1947 – Chefarzt in Göppingen und Bad Oeynhausen.

Sogar das Ereignis ist bekannt, das Zukschwerdt zur Chiropraktik geführt hat. Er erzählt: »Wir hatten 1947 einen Ischias-Patienten, der schwer an seiner Krankheit litt. Er wurde bei uns im Krankenhaus wochenlang ambulant behandelt, ohne daß wir ihm wirklich helfen konnten. Eines Tages aber schien ihn der Mut der Verzweiflung gepackt zu haben. Jedenfalls setzte er sich auf ein Fahrrad, um zu uns zur Behandlung zu radeln. Das ging bis zu dem Augenblick gut, als er vor dem Krankenhaus anlangte. Da stürzte er vom Rad und verspürte, wie er später sagte, einen ›lauten Knacks‹ im Rücken. Das Merkwürdige dabei war, daß von diesem Augenblick an der Ischias erstaunlich gebessert war.«

Da erinnerte sich Professor Zukschwerdt: In amerikanischer Gefangenschaft in Frankreich hatte ihm 1945 ein junger Amerikaner, der als technische Hilfskraft im Lazarett Dienst tat, von seinen Erfolgen als Chiropraktiker in der Heimat berichtet. Zukschwerdt sagt darüber: »Ich schüttelte den Kopf und vergaß diese Dinge wieder.« Bis zu dem Augenblick, als der Ischias-Patient vom Fahrrad fiel ...

Das war der Anlaß, eine Arbeitsgruppe zu bilden, um die chiropraktische Beeinflussung von der Wirbelsäule ausgehender Schmerzen zu untersuchen. Im Lauf der Jahre stellte dieses Team fest, daß sich durchaus die Spreu vom

Weizen trennen ließ – sowohl bei den Chiropraktikern als auch bei ihren schulmedizinischen Kritikern. Allemal geht es um die Wirbelsäule. Sie ist das ureigenste Behandlungsgebiet der Chiropraktik: Sie rückt Wirbel zurecht, die sich nicht in der richtigen Lage befinden. Nach chiropraktischer Auffassung genügt bereits eine winzige Verschiebung eines Wirbels, um schwerwiegende Krankheitserscheinungen herbeizuführen.

Gefährdete Nerven stören Organe

Zwischen den Wirbeln treten Nerven durch die Zwischenwirbellöcher aus dem Rückenmark aus. Durch sie sind die Körperorgane mit dem Rückenmark verbunden. Diese Nerven werden durch Einengung des Zwischenwirbelloches bei Wirbelverschiebung irritiert, gereizt oder sogar gequetscht – und so kommt es zu Organstörungen. Jedenfalls ist das die Erklärung in Kreisen der Chiropraktiker.

Diese Argumentation mag dem Laien einleuchten; die Mediziner aber gaben sich damit nicht zufrieden. Die drei Schweizer Experten, die 1937 ein Gutachten über die Chiropraktik abgaben, bestritten energisch, daß Wirbelverschiebungen zu Störungen der Nerven an der Wirbelsäule führen könnten: »Selbst schwere Veränderungen der Zwischenwirbellöcher lassen nicht einmal Störungen der Rückenmarksnerven auftreten.« Also brauchten die Chiropraktiker auch keine derartigen Störungen zu beseitigen.

Doch hier irrten die Experten. Sie mußten irren, weil sie zu ihrer Zeit beispielsweise noch nicht genug über die Bandscheibe wußten, die als ein elastischer Puffer zwischen den Wirbeln liegt und deren ungehinderte Bewegung ermöglicht. Diese Bewegung ist beispielsweise dann eingeschränkt, wenn die Bandscheibe sich aus ihrer Lage verschiebt; wenn sie »vorfällt«. Heute besteht kein Zweifel daran, daß ein Bandscheibenvorfall zu einer Raumbeengung im Zwischenwirbelloch führen kann. Dann ist der Nerv tatsächlich eingeengt.

Das allein macht zwar noch keine Schmerzen, aber – so sagt Professor Zukschwerdt – »wenn nun noch eine zusätzliche Raumbeengung eintritt, dann kann sich der Schmerzanfall einstellen«.

Eine solche zusätzliche Beengung ist gegeben, wenn das Wirbelgelenk blockiert, wenn es bei einer »Überdrehung« in der falschen Lage sozusagen einrastet. Professor Zukschwerdt und sein Team zeigten 1948 die Ähnlichkeit zur Blockierung eines Kniegelenks durch Meniskus-Einklemmung auf. Der Meniskus ist ein Zwischenknorpel am Kniegelenk. Auch die Zwischenwirbelgelenke haben meniskusähnliche Gebilde, die sich bei Bandscheibenerkrankungen durch die Fehlbelastung der Gelenke verändern. (Als erster stellte dies Professor E. Emminger, Pathologe in Augsburg und Zukschwerdt-Mitarbeiter, fest.) So wurde klar, weshalb ein Wirbel durch »Verheben« oder durch eine plötzliche Bewegung blockieren kann. Und es wurde auch klar, daß diese Blockade das durch einen Bandscheibenschaden ohnehin verengte Zwischenwirbelloch so sehr verändern kann, daß ein schmerzhafter Druck auf den Nerv ausgeübt wird.

Die Wirbelblockade kann nun tatsächlich durch einen chiropraktischen Handgriff behoben werden. Einen Bandscheibenvorfall aber kann auch der beste Chiropraktiker nicht beseitigen: Eine »zurückgedrückte« Bandscheibe würde immer wieder vorfallen, und zwar sofort.

Eine andere Frage ist, ob eine Nervenirritation durch Wirbelblockierung ferngelegene Organstörungen hervorrufen kann. Das ließe sich etwa durch die von Sir Henry Head gefundenen Zonen erklären: Danach läßt sich ein Organ von der Haut aus beeinflussen, weil zwischen der Haut und dem Organ via Wirbelsäule und Rückenmark eine Nervenbrücke besteht. Über diese Nervenbrücke können Hautreize zu einem Organ gelangen.

Die Irritation eines Nerven am Zwischenwirbelloch ist auch ein Reiz auf dieser Nervenbrücke. Der Stuttgarter Facharzt für Chirurgie Dr. Freimut Biedermann sieht denn auch in dem Phänomen der Headschen Zonen eine der Erklärungsmöglichkeiten chiropraktischer Handhabung. Er meint: »Bei einer Beeinträchtigung oder Schädigung der Rückenmarksnerven können auch bestimmte Fasern des vegetativen Nervensystems geschädigt werden, und das kann sich auf Organe auswirken, so daß es beispielsweise an der Lunge zu Asthma und im Darm zu Verstopfung oder Durchfall kommen kann.«

Mit dieser Aussage wird auch eine Verbindung zur Neuraltherapie nach Huneke hergestellt, in der sogenannte Störungsfelder eine wesentliche Rolle spielen. Das eingeengte Zwischenwirbelloch kann nach Dr. Biedermanns Meinung ein solches Störungsfeld sein. Fehlsteuerungen auf der Nervenbrücke, die vom Zwischenwirbelloch ausgehen, müssen sich also durch Befreiung des Nerven an dieser Stelle therapeutisch beeinflussen lassen.

Bei der Neuraltherapie werden Störungsfelder durch einen Impletolstoß ausgeschaltet. An die Stelle dieses Impletolstoßes setzt die Chiropraktik den Ruck, der den Wirbel aus seiner Blockierung und damit den Nerv aus seiner Enge befreit: Ein Störungsfeld ist ausgeschaltet worden. Daraus erklärt sich die oft beobachtete plötzliche Schmerzbefreiung bei Anwendung chiropraktischer Methoden: ein Sekundenphänomen entsprechend Hunekes Lehre. Wenn das Störungsfeld im Zwischenwirbelloch ausgeschaltet ist, dann kann daraus die Schmerzbefreiung auch fernliegender Organe resultieren.

Dr. Biedermann war Schüler und Mitarbeiter Professor Zukschwerdts, aber mit dieser Meinung setzte er sich von seinem Lehrer ab. Professor Zukschwerdt ist – wie die meisten Schulmediziner – der Ansicht, »daß es keinerlei Anhaltspunkte und schon gar keine Beweise für eine solche Fernheilung von Organen durch Chiropraktik« gibt. Die meisten Krankengeschichten der chirotherapeutisch tätigen Ärzte handeln deshalb auch von Leiden, deren Beseitigung dem Schulmediziner einleuchtet.

Ein Paradebeispiel ist die Zervikalmigräne. Es handelt sich dabei um meist einseitig auftretende heftige Kopfschmerzen. Derartige Anfälle sind häufig von Schwindel begleitet, manchmal kommt es zu Hör- und Sehstörungen. Der Ausgangspunkt dieser Art Migräne ist ein Defekt in der Wirbelsäule, der durch chirotherapeutische Behandlung so günstig beeinflußt werden kann, daß das Leiden oftmals schlagartig verschwindet.

Häufig hilft manuelle Therapie auch bei chronischen Schulterschmerzen, wenn das Gelenk nicht völlig blockiert ist. Der Kranke kann seine Hand meist kaum an den Kopf legen, und wenn er versucht, seinen Hals zu berühren, geht es nur mit Mühe und unter Schmerzen. Professor Zukschwerdt meint dazu: »In solchen Fällen kann die chiropraktische Behandlung oft erstaunliche Besserungen erzielen.«

Der Hamburger Chirotherapeut und Psychotherapeut Dr. Udo Derbolowsky, der in der Bundesrepublik wesentlich zur wissenschaftlichen Erforschung der Chirotherapie beigetragen hat, meint: »Arm- und Schulterschmerzen, Durchblutungsstörungen, Hexenschuß und Muskelrheuma der Lendengegend sowie Becken- und Kopfschmerzen haben sich mit der Zeit durch Erfahrung als Domäne der Chirotherapie erwiesen.« Als Psychotherapeut weist Dr. Derbolowsky auch darauf hin, wie häufig schwere seelische Leiden zu Schäden an der Wirbelsäule führen. Er meint, daß jede schwere Neurose auch in der Haltung des Menschen ihren Ausdruck findet. Es kommt zu einem Spannungszustand der Skelettmuskeln, der sich auch auf die Gelenkbeweglichkeit und -beschaffenheit auswirkt. Dadurch entstehen Schmerzen, und als Folge spannen sich die Muskeln noch mehr an. Daraus resultiert nicht selten eine gestörte Wirbelsäulenfunktion. Wenn sie durch chirotherapeutische Maßnahmen behoben wird, kann sich infolge dieses positiven Einflusses auch eine Besserung der Neurose ergeben, weil der *circulus vitiosus* durchbrochen worden ist.

In den meisten Fällen läßt sich ein Schmerzzustand chirotherapeutisch beheben, wenn er nach einer plötzlichen, heftigen Bewegung auftritt. Das ist häufig bei einem Hexenschuß der Fall. Und dann kann ihn ein geschickter Chirotherapeut durch einen einzigen Handgriff beseitigen.

Auch Ischias ist in vielen Fällen wirbelsäulenbedingt. Meist gehen dann dem ersten Anfall von Ischias Kreuzschmerzen voraus, ehe das Bein schmerzt. Typisch ist auch, daß der Schmerz beim Husten oder Niesen stärker wird. Viele Ischias-Patienten geben an, daß sie ihre Krankheit Abkühlungen oder Zugluft zu »verdanken« haben. Dazu meint aber Professor Zukschwerdt: »Das ist fast immer ein Zeichen dafür, daß bereits eine Überempfindlichkeit aufgrund des beginnenden Leidens vorgelegen hat. Sonst hätte sich der Patient kaum an der Zugluft gestört.«

Selbst Röntgenaufnahmen täuschen

Ob ein Leiden ein Fall für den Chirotherapeuten ist, kann nur eine exakte Diagnose ergeben. Noch in dem Schweizer Gutachten wurde den Chiropraktikern vorgeworfen, daß sie keine vernünftige Diagnose stellten, sondern sich buchstäblich auf ihr Fingerspitzengefühl beim Betasten der Wirbelsäule verließen. Und die Chiropraktiker haben lange behauptet, daß ihr Fingerspitzengefühl mindestens ebenso gut sei wie alle Untersuchungen in einer gut ausgerüsteten Praxis eines Facharztes.

Diese Abneigung gegen die Diagnose ist historisch bedingt. In Amerika, dem Ursprungsland der Chiropraktik, durften nur Ärzte diagnostizieren. Wie der Wolf in der Fabel, dem die Trauben zu hoch hingen und der deshalb behauptete, er wolle sie auch gar nicht, denn sie seien sauer, so verhielten sich die Chiropraktiker in der Ablehnung der medizinischen Diagnose.

Für den chirotherapeutisch tätigen Arzt sind diese Zeiten jedoch endgültig vorbei. So sagt Dr. Biedermann: »Zu der rein chirotherapeutischen Diagnosestellung durch Betasten des Rückgrats kommen heute Röntgenaufnahmen der Wirbelsäule im Stehen, bei Belastung und in Beugehaltung. Viele chirotherapeutisch tätigen Ärzte benutzen ferner Geräte zur Messung der Hautwärme und des elektrischen Hautwiderstandes und andere Diagnosemethoden, die sonst kaum üblich sind.«

Professor Dr. B. Schuler warnte als Chefarzt des Landesbades Aachen vor einer chirotherapeutischen Behandlung vor gründlicher Diagnosestellung: »Wir finden bei Aufnahmeuntersuchungen immer wieder Kranke, denen man mit einer anderen Therapie rascher und besser hätte helfen können. Erkrankungen der Wirbel werden durch die Chiropraktik eher verschlimmert als gebessert, und auch bei entzündlichen rheumatischen Erkrankungen der Wirbelgelenke sind andere Behandlungsverfahren notwendig.«

Dr. Robert Maigne sagt: »Unter den Händen von unwissenden und ungeschickten Chiropraktikern kommt es nicht selten zu ernsthaften Unfällen. Sie beruhen auf Fehlern der Diagnostik und oft auf Fehlern bei der Ausübung der Manipulationen.«

Professor Lampert schildert einen besonders tragischen Fall: »Ein Schweizer Patient war von seinem Arzt zu einem Chiropraktiker in Zürich überwiesen worden. Anschließend kam er in unsere Behandlung. Er hatte keinerlei Erfolg durch die chiropraktische Behandlungsmethode verspürt. Der Erfolg mußte auch ausbleiben, da eine genauere Untersuchung bei dem Patienten einen Hirntumor ergab.« Durch die unnütze Behandlung und den dadurch aufgetretenen Zeitverlust hatte der Tumor sich verschlimmert.

Für den orthopädisch oder chirurgisch nicht genügend bewanderten Chiropraktiker kann sogar noch das Röntgenbild zu einem Fallstrick werden. Denn in neun von zehn Fällen findet er bei der Wirbelsäule Abweichungen vom Idealbild. Dr. Biedermann meint dazu: »Wenn der Patient keine Beschwerden hat, sind solche Abweichungen kein Grund, eine chirotherapeutische Behandlung vorzunehmen. Fast alle Menschen haben Wirbelverschiebungen, die jedoch kompensiert werden, so daß sie nicht zu einer Krankheitsursache werden müssen.«

Langsam löst sich die Chirotherapie von der alten Ansicht der Chiropraktiker, allzuviele Leiden durch ihre Methode heilen zu können. Nach einer an der Orthopädischen Universitätsklinik Göttingen angestellten Untersuchung war eine chiropraktische Behandlung nur bei 14 Prozent der Patienten angezeigt. In 86 Prozent der Fälle waren andere Methoden notwendig.

Langsam löst sich aber auch die Schulmedizin von ihrer Abneigung gegen die Chirotherapie. Das wird deutlich in einem Bericht der Ärztezeitschrift »Selecta« vom Juli 1973. Dort heißt es: »Auf dem Ärztekongreß in Grado wurde die von Dr. Biedermann propagierte Methode mit der Schulmedizin konfrontiert und für ›ehrlich‹ befunden – vorausgesetzt, ihre natürlichen Grenzen und das *nil nocere* [niemals schaden] werden gewissenhaft beachtet.«

4. Magnetheilungen

Geheimnisvoller Magnetismus

Der Bremer Arzt Dr. Dankmar Hachenburg gehört zu den wenigen Medizinern in Deutschland, die mit simplen Magneten Schmerzen lindern und Leiden heilen.
Ein Beispiel dafür ist eine 62jährige Patientin, der nach einer Handknochenfraktur der Gipsverband schlecht angelegt worden war. Daraufhin litt sie über Jahre hinweg unter Nervenschmerzen, deren Heftigkeit zwar schwankte, die jedoch zu keiner Tages- und Nachtstunde gänzlich verschwanden. Die Frau bekam von anderen Ärzten Injektionen – ohne Erfolg. Die Hand wurde noch einmal operiert – wieder ohne Erfolg. Und ohne jeglichen Erfolg blieb auch die therapeutische Röntgenbestrahlung des Nervs.
Durch einen Zufall geriet die Frau an den Bremer Arzt. Er versuchte eine Methode, mit der er bereits Erfolge – wenn auch unterschiedlicher Qualität – erreicht hatte: An beide Seiten der Hand seiner Patientin legte er Magnete, so daß das Magnetfeld die Hand durchfließen konnte. Dr. Hachenburg berichtet: »Bereits nach wenigen Wochen, in denen täglich etwa 10 bis 12 Minuten lang die Magnetbehandlung durchgeführt wurde, war die Patientin praktisch schmerzfrei.«

Der Bremer Arzt sagt weiter: »Ich habe eine Reihe entsprechender Versuche mit anderen Patienten durchgeführt und bin zu der Erkenntnis gelangt, daß die Magnetbehandlung an Händen und Füßen die besten Erfolge verspricht, da an diesen Stellen das Magnetfeld das Gewebe am ehesten durchdringen kann. Aber vielleicht benötigt man für andere Körperpartien nur stärkere Magnete, als sie mir zur Verfügung stehen.«
Am besten haben auf diese Behandlung bisher arthritische Schmerzen, Nervenschmerzen, Sehnenscheidenentzündungen und Gefäßverkrampfungen angesprochen.
In Amerika ist bereits eine Reihe medizinischer und biologischer Experimente mit Magnetfeldern in der »Biomagnetischen Forschungsstiftung« von Evanston durchgeführt worden. Besonders intensiv aber hat sich die Weltraumbehörde NASA mit diesen Problemen befaßt. Im Aerospace Medical Institute der NASA in Pensacola wurden Versuche in einem Testraum durchgeführt, dessen 33 Zentimeter dicke Stahlwände alle äußeren Einflüsse abschirmten. Doch niemand außerhalb eines kleinen Kreises von Raumfahrtmedizinern kennt die Ergebnisse, die als »top secret« geheimgehalten werden.
Die Testergebnisse, die unter Magneteinwirkung an Mäusen erzielt wurden, fallen jedoch nicht unter die militärische Geheimhaltung. Auch sie sind recht interessant. So wurden beispielsweise von zwei Mäusegruppen eine unter normalen Bedingungen gehalten, die andere aber 14 Tage lang einem starken Magnetfeld ausgesetzt. Als man die Tiere anschließend mit hohen Dosen von Röntgenstrahlen bombardierte, war die Sterblichkeit bei den »Magnetmäusen« fast 30 Prozent geringer. Bei einem anderen Versuch wurden Mäusen Krebszellen implantiert. Alle Mäuse starben an Krebs. Bei den Mäusen aber, die

vorher unter der längeren Einwirkung eines Magnetfeldes gestanden hatten, konnte eine beträchtlich verlängerte Lebenszeit festgestellt werden.

Bei Untersuchungen, die an Stubenfliegen durchgeführt wurden, ließ sich eine deutliche Einwirkung des irdischen Magnetfeldes feststellen. Die Tiere flogen meist in Nordsüd- oder in Ostwest-Richtung auf und kehrten auch in dieser Richtung an die Futterplätze zurück. Sie waren jedoch völlig verwirrt, als man den Erdmagnetismus durch künstliche Magnetfelder überdeckte.

Mit dem Erdmagnetismus sind auch in Deutschland Untersuchungen angestellt worden, die durchweg im Sinne des Fliegenexperimentes verliefen. Darüber hinaus verglich das Forscherehepaar Dr. Bernhard und Traute Düll vor gut 35 Jahren eine Statistik von Sterbefällen mit dem Auftreten der 27tägigen Erdmagnetismus-Perioden. Dabei wurde deutlich, daß zwischen dem An- und Abklingen dieser Perioden und der Häufigkeit von Todesfällen eine enge Beziehung bestand.

Am Kreiskrankenhaus Garmisch-Partenkirchen hat man – wie Chefarzt Dr. Fritz Lechner im April 1974 berichtete – elektromagnetische Felder zur Heilung von Knochenbrüchen angewandt. Der Durchführung an etwa 180 Patienten waren ausgedehnte Tierversuche vorangegangen, die positiv verlaufen waren. In allen Fällen handelte es sich in Garmisch-Partenkirchen um Patienten, deren Frakturen aus unterschiedlichen Gründen nur schlecht verheilen wollten. Und man wendete eine kompliziertere Methode an, als sie dem praktischen Arzt Dr. Hachenburg in Bremen zur Verfügung steht.

In dem süddeutschen Krankenhaus wird der gebrochene Knochen genagelt und beiderseits des Frakturspaltes eine Elektrodenschraube angebracht. Nun wird um das gebrochene Bein ein kreisförmiger Elektromagnet gelegt. Das äußere Magnetfeld induziert zwischen den beiden Elektroden am Knochen – und damit über den Knochenspalt hinweg – ein inneres Magnetfeld. Dadurch wird die defekte Region biomagnetisch überbrückt, und die Knochenbildung wird angeregt.

Der Patient, der sich über sechs bis sieben Wochen täglich vier bis acht Stunden der Prozedur unterziehen muß, spürt nichts von der völlig ungefährlichen Methode. Aber selbst in äußerst ungünstig gelagerten Fällen sind Erfolge erzielt worden.

So grundverschieden sind die im Garmisch-Partenkirchener Krankenhaus und in der Bremer Praxis angewandten Methoden nicht, wenn es sich auch einmal um einen Elektromagneten mit einem pulsierenden Magnetfeld und im anderen Fall um einen Dauermagneten handelt.

Warum der Magnetismus bei der Knochenheilung und bei der Schmerzbehandlung wirkt, wissen weder Dr. Fritz Lechner noch Dr. Dankmar Hachenburg genau. Auf jeden Fall aber will Dr. Lechner das Tun seines Kollegen in der Praxis nicht abwerten. Er meint: »Es ist unbestreitbar, daß die Anwendung von Magneten bestimmte Vorgänge in der Körperzelle bewirken kann.« Und Dr. Hachenburg sagt: »Vereinfacht ausgedrückt ist eine Körperzelle eine elektrische Miniaturbatterie. Der Magnetismus steht in physikalischer Beziehung zu elektrischen Vorgängen. Die magnetische Energie bewirkt Veränderungen in der Zelle, die noch der detaillierten Erforschung bedürfen.«

Dr. Lechner zieht das Remüsee: »Unser Wissen über diese Dinge ist im Grunde noch ziemlich oberflächlich.«

5. Homöopathie

»Grandiose Heilungen« mit D 30

Als die 40jährige Patientin zum erstenmal in die Sprechstunde des homöopathischen Arztes kam, litt sie bereits seit mehreren Jahren an einer chronischen Lumbago (Muskelrheumatismus der Lendengegend, Hexenschuß) und zudem noch an einer chronischen rheumatischen Entzündung des rechten Fußgelenks. Sie konnte kaum gehen. Schon kurze Wege erhöhten die Schmerzen bis fast zur Unerträglichkeit.

Der Homöopath gab ihr eine starke Verdünnung von Kermesbeerenessenz. Darauf verschlimmerte sich das Leiden in der folgenden Nacht – eine typische Reaktion auf homöopathische Behandlungen. Im Laufe von zwei Tagen aber gingen die Beschwerden zurück. Und nach weiteren drei Tagen war die Patientin frei von ihrem Leiden. In der Krankengeschichte des homöopathischen Arztes heißt es: »Die späteren Kontrollen zeigen, daß die Heilung vollkommen und dauerhaft ist.«

Bemerkenswert ist an dieser Heilung nicht so sehr der plötzliche Erfolg und nicht einmal die Tatsache, daß sie mit einem Pflanzenextrakt erzielt wurde. Bemerkenswert ist jedoch, in welcher Verdünnung dieser Pflanzensaft

seine Heilwirkung entfaltet hat. Die Patientin erhielt eine Verdünnung D 30.
Das liest sich leicht. Es liest sich auch noch leicht, wenn man es so ausdrückt: Das Verhältnis ist 1 zu 1 Quintillion. Schreibt man das aber in Zahlen, dann sieht es wie folgt aus: 1 zu 1 000 000 000 000 000 000 000 000 000 000. Umgerechnet erhielt die Patientin: 0,0000000000000001 Gramm des Pflanzenextraktes gelöst in 100 Millionen Liter Flüssigkeit.
Im homöopathischen Sprachgebrauch handelt es sich bei dem verordneten Mittel in dieser Verdünnung um eine Hochpotenz. Aber kann eine Hochpotenz überhaupt heilen? Es gibt keinen Naturwissenschaftler, der diese Frage bejaht. Der weithin bekannte Homöopath Dr. Adolf Voegeli aber behauptet aus seiner Erfahrung: »Bei der Anwendung dieser Hochpotenzen werden regelmäßig grandiose Heilungen erzielt.«
Nicht einmal die Mehrzahl der homöopathischen Ärzte nimmt ihm diese Behauptung ab. Aber es gibt in der Bundesrepublik immerhin schätzungsweise an die 60 homöopathische Ärzte, die auf derartige Hochpotenzen schwören und sie verordnen. Wenn die Wissenschaftler sich gegen diese Leute wenden, dann trifft ihr Bannstrahl meist auch die gesamte Homöopathie. So forderte auf dem Karlsruher Therapiekongreß 1973 der Grazer Pharmakologe Prof. Dr. Fred Lembeck ohne alle Umschweife ein Verbot der Homöopathie.
Anfeindungen hat diese Lehre in den mehr als 150 Jahren ihres Bestehens reichlich erdulden müssen. Sie hat sie überlebt. Aber diesmal gehen ihr die Angriffe an den Nerv – vielleicht an den Lebensnerv.

Arzneimittelreform: Die Homöopathie hat eine »Gnadenfrist«

Deutschlands Homöopathen stehen unter dem Druck der Arzneimittelreform. In Zukunft muß in allen Ländern der EG für jedes Arzneimittel die therapeutische Wirksamkeit nachgewiesen werden. Auch für Arzneimittel, die nur ein Quintillionstel Wirkstoff enthalten. (Die meisten heute verwendeten homöopathischen Arzneien haben jedoch weit höhere Wirkstoffanteile.)
Dazu sagt Dr. G. Wünstel, Geschäftsführender Arzt im Deutschen Zentralverein homöopathischer Ärzte: »Zu keiner Zeit haben sich die homöopathischen Ärzte gegen den Nachweis der Wirksamkeit ihrer Mittel gewehrt. Diesen Nachweis ist jeder Arzt seinen Patienten schuldig.« Der Heilbronner Homöopath Dr. Paul Mössinger hat sich bemüht, einen solchen Wirksamkeitsnachweis zu führen. In den Jahren 1962, 1968 und 1969 machte Dr. Mössinger an Grippepatienten Vergleichsuntersuchungen, die mathematisch ausgewertet wurden.
Nach den Angaben dieses Arztes war die Fieberdauer bei den homöopathisch behandelten Patienten um Tage kürzer als bei den allopathisch behandelten. Besonders deutlich aber zeigt sich in der Aufstellung, wie unterschiedlich oft die nach Grippe immer wieder erscheinenden Spätkomplikationen auftraten: So litten nach der Epidemie des Jahres 1969 20 Prozent der allopathisch behandelten Mössinger-Patienten an derartigen Spätfolgen – aber nur vier Prozent der homöopathisch Behandelten. »Diese Tatsachen sprechen für sich«, sagt Dr. Mössinger.
Einen anderen Fall, der die Möglichkeiten – aber auch die Grenzen – homöopathischer Behandlung aufzeigt, schil-

dert an Hand einer Krankengeschichte Prof. Dr. Hans Ritter, langjähriger Chefarzt der Poliklinik des Stuttgarter Robert-Bosch-Krankenhauses und einer der bekanntesten deutschen Homöopathen. Es geht um einen Patienten, der seit vier Jahren an Arteriosklerose litt. Nach einem Weg von 100 bis 500 Metern mußte er stets stehenbleiben, weil die Beine nicht mehr mitmachen wollten (die typische »Schaufensterkrankheit«).

Der Patient erhielt nun das pflanzliche Mittel Arnica in homöopathischer Verdünnung. Nach einer ersten Behandlung »kann er jetzt zwei Kilometer ohne Unterbrechung gehen«, heißt es bald darauf in der Krankengeschichte. Fünf Monate lang nahm der Patient dann ein homöopathisches Mutterkornpräparat. (Mutterkorn ist ein Pilz, der Getreideähren befällt und beim Menschen zu Nervenlähmungen führen kann.) Während dieser Zeit bessert sich das Befinden so sehr, daß der Mann bis zu 10 Kilometer gehen kann, ohne eine Pause einzulegen.

Jetzt begeht er eine Dummheit: Weil es ihm so gut geht, bleibt er der Behandlung fern. Erst eineinhalb Jahre darauf, als die Krankheit ihn erneut gepackt hat, kommt er wieder in die Klinik. Er erwartet einen neuen Erfolg, aber dieser »Erfolg auf Bestellung« bleibt aus. Die inzwischen eingetretenen starken arteriosklerotischen Veränderungen in den Gefäßen lassen sich jetzt nicht mehr beheben.

Also letzten Endes – nach zeitweiliger Besserung – doch ein Mißerfolg der Homöopathie?

Es gibt Krankheitsstadien, in denen jede Art von Therapie zum Versagen verurteilt ist. Auch die Homöopathie ist keine Wundermedizin.

Die meisten Homöopathen verstehen ihre Behandlungsmethode heute als eine Reiztherapie. Abgestimmt auf den bestehenden Krankheitsvorgang, soll sie den ganzen Körper oder ein bestimmtes – das erkrankte – Organ zu einer Aktivität reizen, von der die Krankheit besiegt wird. (Die Schulmedizin geht nicht selten denselben Weg.)

Daraus wird deutlich, warum die Homöopathie bei dem Arteriosklerose-Patienten versagen mußte, als er die Behandlung zu lange ausgesetzt hatte. Professor Ritter sagt: »Der inzwischen fortgeschrittene organische Prozeß ließ keine reaktive Antwort auf den Arzneireiz mehr zu.«

Es gibt eine Fülle von Belegen in der hier angeführten Art, die von Erfolgen mit homöopathischen Mitteln sprechen. Aber genügen sie als Beweise der Wirksamkeit, wie sie das Gesetz schon heute für neue Arzneimittel verlangt? Die Frage läßt sich vielleicht am besten am Beispiel eines neuen Präparates aus der Allopathie beantworten. Im Oktober 1969 berichtete die Presse über das von einem japanischen Arzt entwickelte Pyridinolcarbamat (PDC), ein Mittel gegen Arteriosklerose. Bei Versuchen in japanischen Kliniken erwies es sich als hochwirksam. Weitere Versuche mit positivem Ergebnis wurden in Amerika, in Schweden und in Italien durchgeführt.

Von Erfolgen berichtete unter anderem Chefarzt Dr. Lund vom Stockholmer Universitätskrankenhaus und Dr. Musini vom Städtischen Hauptkrankenhaus in Mailand. Dann erprobten auch deutsche Kliniken das neue Mittel; man hörte auch hier von Erfolgen. Die Unterlagen über die klinischen Prüfungen wurden dem Bundesgesundheitsamt vorgelegt. Es lehnte die Zulassung des Präparates in Deutschland ab. Die Begründung: »Ein ausreichender Nachweis der Wirksamkeit konnte nicht geführt werden.«

Wenn dieselben Maßstäbe an homöopathische Mittel angelegt werden, wird die Homöopathie es schwer haben. Sie beweist ihre Erfolge aus der täglichen Praxis des Arztes, aber kaum aus wissenschaftlichen Untersuchungen in der

Klinik. Was bislang zählte, war die Erfahrung am Patienten, ohne doppelten Blindversuch und ähnliche Modalitäten. Das wird in Zukunft nicht mehr genügen.
Aber Bundesgesundheitsminister Frau Katharina Focke hat ein Trostpflästerchen: »Ich glaube, daß bei dem Nachweis der Wirksamkeit an die homöopathischen Arzneimittel andere Maßstäbe angelegt werden können als an die allopathischen.« Ministerialdirigent Dr. Walter vom Bundesgesundheitsministerium hält ein weiteres Besänftigungsmittel bereit: »Die Arzneimittelarten, bei denen der Wirksamkeitsnachweis nicht hinreichend exakt geführt werden kann, sollen auf Grund langjähriger Erfahrungen erhalten bleiben.« Das ist ein Trost auf Zeit: Innerhalb von 15 Jahren muß sich auch die Homöopathie mit ihren Arzneimitteln den neuen gesetzlichen Anforderungen stellen.

Leibarzt der Könige

Diese »Gnadenfrist« für die Homöopathie läßt darauf schließen, daß die Front zwischen Homöopathie und Schulmedizin nicht mehr ganz so starr ist wie bisher.
In der täglichen Praxis des Arztes ist sie ohnehin nicht so ausgeprägt. Es werden viel häufiger homöopathische Mittel angewandt, als man bislang annehmen konnte. Prof. Dr. Hans Ritter und Dr. Georg Habighorst vom Stuttgarter Robert-Bosch-Krankenhaus haben mehr als 2000 Praxis-Ärzten in verschiedenen Gebieten der Bundesrepublik die Gretchenfrage nach der Anwendung nicht allgemein anerkannter Heilverfahren gestellt. Das ist das verblüffende Ergebnis:

○ Nur ein gutes Viertel aller deutschen Ärzte in der freien Praxis hält starr an schulmedizinischen Mitteln fest. Alle übrigen wenden auch andere Methoden und Medikamente an.

○ Von jeweils 100 aller deutschen Praxisärzte verordnen rund 40 ihren Patienten neben schulmedizinischen auch homöopathische Mittel.

In der freien Praxis begegnen sich also die bislang als »Erzfeinde« geltenden Widersacher Schulmedizin und Homöopathie.

Die britische Homöopathin Dr. Margery G. Blackie glaubt sogar, daß die Zukunftsaussichten für die Homöopathie heute besser seien als je zuvor, wenn auch die Annäherung allzu vielen in beiden Lagern gar nicht bewußt sei. Das Wort der Dr. Margery G. Blackie hat Gewicht: Sie ist Leibärztin der Königin Elizabeth II.

Ihr Vorgänger am britischen Königshof war der mit vielen Orden ausgezeichnete Homöopath Dr. John Weir. Zur gleichen Zeit, als Bundeskanzler Adenauers persönlicher Arzt Dr. Paul Martini die Homöopathie als »unwissenschaftlich« abtat, als Amerikas Präsident John F. Kennedy sich von einem notorischen Quacksalber behandeln ließ, verordnete Sir John der britischen Monarchin homöopathische Medikamente.

Er hatte schon Elizabeths Vater, Georg VI., von der Wirksamkeit der Homöopathie überzeugt, wie er auch den Herzog von Windsor erfolgreich behandelte. Sir John war auch Leibarzt der Königin von Norwegen und ein enger Vertrauter der Königinmutter Mary von England. Kurz nach den Beisetzungsfeierlichkeiten für König Georg VI. im Jahre 1952 wandten sich an einem Tag drei Könige und vier Königinnen, die unter den Trauergästen waren, an Sir John, um von ihm ärztlichen Rat und Beistand zu

erhalten. Und er war als Leibarzt immer dabei, als Königin Elizabeth II. ihre vier Kinder zur Welt brachte.
Er selber sah sich vor allem im vorgerückten Alter stets als lebendes Beispiel für die Wirksamkeit der Homöopathie, als eine Art »wandelnder Wirksamkeitsnachweis«, denn die meisten Krankheiten seiner Mitmenschen schienen an ihm abzuprallen. Als er 1971 starb, hatte er es auf 91 Lebensjahre gebracht.
Daß Englands Königin nach Sir John Weir wieder eine Homöopathin als Leibärztin an den Hof berief, bedeutete eine weithin sichtbare Anerkennung der Homöopathie. In Deutschland kann man sie zwar als eine Randerscheinung der Medizin, kaum aber als eine »Außenseitermethode« betrachten, wenn sie auch oftmals von Außenseitern ohne den akademischen Doktorgrad und die damit verbundene medizinische Ausbildung betrieben wird.
Der Arzt, der auf seinem Schild an der Praxistür die Zusatzbezeichnung »Homöopathie« führt, ist genauso medizinisch ausgebildet wie jeder seiner Kollegen ohne diese Zusatzbezeichnung. Um die Bezeichnung führen zu können, muß er gemäß der Berufsordnung der deutschen Ärzte sogar eine weitere Ausbildung nachweisen: Er muß sich unter kollegialer Anleitung eines anerkannten homöopathischen Arztes mindestens eineinhalb Jahre lang theoretisch oder praktisch mit der Homöopathie beschäftigen. Darüber hinaus muß er an mindestens drei anerkannten Fortbildungskursen teilnehmen. Erst dann kann er bei dem Facharztausschuß seiner zuständigen Landesärztekammer die Erteilung der Zusatzbezeichnung Homöopathie beantragen.
Die Mehrzahl der homöopathisch ausgebildeten Ärzte gehört dem schon über 140 Jahre bestehenden »Deutschen Zentralverein homöopathischer Ärzte« an. Die Mitglieder-

zahl – etwa 800 – ist in den letzten Jahren konstant geblieben. Das ist ein negatives Ergebnis, denn insgesamt ist die Zahl der deutschen Ärzte von 68 000 im Jahre 1950 auf 125 000 im Jahre 1973 gestiegen. Allerdings ist der wesentliche Zuwachs auf Krankenhausärzte entfallen – und in der Zahl von rund 3500 deutschen Krankenhäusern befinden sich nur zwölf, an denen auch homöopathisch behandelt wird.

Rosig sieht es um die Homöopathie in Deutschland also nicht aus. Die seit 1832 erscheinende offizielle Zeitschrift des »Deutschen Zentralvereins homöopathischer Ärzte« mußte schon 1971 von monatlichem auf zweimonatliches Erscheinen umstellen: »Es fehlt sehr an Zuwachs neuer Erkenntnisse. Aus dem angebotenen Schrifttum ist nur allzu deutlich ersichtlich, wie ›auf der Stelle getreten wird‹.« In derselben Zeitschrift meint Prof. Dr. Hans Ritter: »Die Lage der Homöopathie gibt zu ernsten Überlegungen Anlaß.« Er nennt eine Reihe von Gründen, aus denen die Homöopathie es heute schwer hat – und aus denen ihre Vertreter es sich und ihrer Lehre selber schwermachen.

Manche Homöopathen bemühen sich zweifellos, der Homöopathie eine wissenschaftliche Basis nach den Anforderungen unserer Zeit zu erkämpfen. Andere aber betreiben die Homöopathie noch so, als seien seit dem Tode ihres Begründers Samuel Hahnemann nicht schon 130 Jahre vergangen.

Dr. Samuel Hahnemann – ein Leben wie ein Roman

Am Anfang der Homöopathie steht eine kleine schmächtige Gestalt von überragender geistiger Bedeutung: Samuel Hahnemann. Würde heute ein Romanschreiber sich ein Leben ausdenken, wie Hahnemann es gelebt hat, man würde ihm vorwerfen, manches allzu dick aufgetragen zu haben.

Am 10. April 1755 wurde Samuel Hahnemann als Sohn eines Kunstmalers in Meißen geboren. Im Kirchenbuch aber ist der 11. April eingetragen, weil die Hebamme die Geburt erst an diesem Tag gemeldet hatte. Sie hatte den Kopf voll anderer Gedanken: Eine Nottaufe mußte schnell in die Wege geleitet werden, weil man um das Leben des plärrenden Säuglings bangte.

Später zeigte sich Hahnemann als unruhiger Geist: Allein zwischen seinem 20. und seinem 50. Lebensjahr wählte er sich 27 verschiedene Orte als Wohnsitz. In Leipzig, Wien und Erlangen studierte er Medizin. Er hatte ganze fünf Semester hinter sich gebracht, als er seine Doktorprüfung ablegte, nach damaligen Auffassungen eine ausreichend lange Studienzeit.

Zumindest bis zu seinem 50. Lebensjahr war Hahnemann mehr Theoretiker als Praktiker, und er beschäftigte sich zudem weit mehr mit Chemie als mit Medizin. Da er aber, um Geld zu verdienen, bedeutende Werke französischer und englischer medizinischer Literatur ins Deutsche übersetzte, war er ein hervorragender Kenner der theoretischen Grundlagen der Medizin seiner Zeit.

Elf Kinder wurden dem Dr. Hahnemann von seiner Frau, einer Apothekerstochter, in 48jähriger Ehe geboren; drei

Söhne und acht Töchter. Von den Söhnen starb einer als Säugling, ein anderer wurde später geisteskrank, und eines Tages war er verschollen. Von den acht Töchtern starb eine bei der Geburt, eine andere mit 30 Jahren. Drei führten unglückliche Ehen, die geschieden wurden. Geschiedene Frauen aber hatten damals kein leichtes Los. Und endlich starben zwei der Hahnemann-Töchter eines grauenhaften Todes: Sie wurden ermordet.

Der Eigenbrötler Hahnemann, der nie einen wirklich vertrauten Freund hatte und sich auch mit fast allen seinen Schülern irgendwann überwarf, verlor im Alter von 75 Jahren seine Frau. Und heiratete mit 80 Jahren eine reizende und ziemlich emanzipierte junge Dame aus Paris, die 45 Jahre jünger war. Die »Dorfzeitung von Sachsen-Meiningen« schrieb dazu spöttisch: »Der ›junge Mann‹ ist noch in rüstiger Kraft und fordert alle Nichthomöopathen auf: ›Macht mir's nach, wenn ihr könnt.‹«

Hahnemann, der mit seiner jungen Frau Mélanie nach Paris reiste, um dort seinen Lebensabend zu verbringen, schrieb aus Frankreichs Hauptstadt an einen Freund: »Ein so himmlisches Leben, als ich mit meiner überirdisch vollkommenen Gattin führe, können Sie sich nicht denken. Sie ist ein Engel von Weib.«

In Paris praktizierte er und hatte großen Zulauf, vor allem von reichen Leuten. Als wohlhabender Mann starb er am 2. Juli 1843 an einem Bronchialkatarrh. An einem nebligen Morgen zwischen fünf und sechs Uhr wurde er auf dem Friedhof von Montmartre beigesetzt. Seine Frau ließ das Grab verfallen. Obgleich sie einst gelobt hatte, sie wolle auch im Tode mit ihrem Mann vereint sein, »wie die Liebe die Lebenden vereint hat«, wählte sie sich doch eine andere Grabstätte, in der sie 1878 beigesetzt wurde.

Fast zwei Jahrzehnte lang hielt man nun allgemein ihren

Begräbnisort für das Hahnemann-Grab. Erst durch geradezu detektivische Nachforschungen amerikanischer Homöopathen wurde das richtige Grab aufgespürt. 1898 wurde Samuel Hahnemann zusammen mit Mélanie in eine würdigere Gruft auf dem Friedhof Père Lachaise umgebettet.
Das sind die groben Konturen eines bewegten Lebens, von denen doch das Wichtigste nicht umschlossen wird – der Bau des Fundamentes, auf dem noch heute die Homöopathie ruht.

Grundsatz allen Heilens: Similia similibus

1790 erschien in Leipzig ein zweibändiges medizinisches Werk des englischen Arztes William Cullen. Es war von Samuel Hahnemann übersetzt worden. In diesem Werk steht, die Wirkung der seit langem bekannten Chinarinde bei Wechselfieber (Malaria) liege in der »auf den Magen ausgeübten stärkenden Kraft«.
Daran glaubte Hahnemann nicht. Er wollte es genauer wissen und unternahm einen berühmt gewordenen und vielumstrittenen Selbstversuch: »Ich nahm des Versuchs halber etliche Tage zweimal täglich jedesmal vier Quentchen gute Chinarinde ein.« Er notierte, was darauf geschah: Füße und Fingerspitzen wurden ihm kalt, dann fing das Herz zu klopfen an, dann der Kopf, dann röteten sich die Wangen. »Alle bei Wechselfieber gewöhnlichen besonders charakteristischen Symptome erschienen.«
Eine Idee dämmerte in ihm auf. Das Mittel, das den Malariakranken heilte, rief beim Versuch am Gesunden alle

Symptome eben dieser Krankheit hervor. Sollte in diesem speziellen Fall nicht ein allgemeines Gesetz verborgen sein? Die noch vage Idee formte sich zu einem Grund- und Lehrsatz. 1796 schrieb Hahnemann ihn nieder: »Man wende in der zu heilenden Krankheit dasjenige Arzneimittel an, welches eine andere möglichst ähnliche Krankheit zu erregen imstande ist – und jene wird geheilt werden.«

»Similia similibus« (Ähnliches mit Ähnlichem) wurde zum ersten Leitsatz der Homöopathie. Er war schon im Altertum bekannt, aber nie vor Hahnemann war er so deutlich, so unbedingt dargestellt worden.

Das war ein Angriff auf die ganze damalige Medizin, die alle Leiden mit gegensätzlich wirkenden (allopathischen) Mitteln zu behandeln versuchte. Gegen Verstopfung gab es Abführmittel und Klistiere; Schmerzen wurden durch schmerzhemmende Mittel unterdrückt; gegen hohen Blutdruck ließ man den Patienten zur Ader; gegen alles und jedes verordnete man Brechmittel. Hahnemann wetterte: »Das sind eingeführte Torheiten, die nur Schaden anrichten.«

Gipfel der Torheit war für ihn die Gewohnheit, verschiedene Heilmittel zu mischen, um auch auf jeden Fall eine Wirkung herbeizuführen. Als Hahnemann sich dagegen wandte, verkündete er wiederum ein Prinzip der Homöopathie: »Der menschliche Geist faßt nie mehr als einen Gegenstand auf einmal. Es ist nicht gut, vielerlei Arzneien in ein Rezept zu mischen.«

Als 1810 die erste Ausgabe seines »Organon der rationellen Heilkunde« erschien, »fühlte sich Hahnemann als Prophet eines neuen Evangeliums«, wie ein moderner Hahnemann-Biograph es ausdrückt. Das griechische Wort Organon heißt auf deutsch Werkzeug. Und Hahnemanns

Organon ist das Werkzeug, mit dem die Homöopathie bis heute arbeitet.

Es ist eine Absage an alles bisher Dagewesene. Hahnemann schreibt: »Die ganze bisherige innere Arzneikunde ist in allen ihren Teilen ein höchst törichtes, zweckwidriges, durchaus nichtiges Wesen.« Bei seinen Versuchen der Arzneimittelwirkung am Gesunden erfährt Hahnemann, daß geringe Mengen oft mehr bewirken als große Gaben. Dadurch wird er zu dem »großen Verdünner«, wie Zeitgenossen ihn spöttisch nennen.

Im Prinzip verfährt er bei der Arzneimittelherstellung so: Da wird ein Tropfen Arznei in ein Röhrchen mit Wasser oder verdünntem Alkohol gegeben und kräftig geschüttelt. Ein einziger Tropfen dieser Mixtur wird wiederum in ein Röhrchen mit neutraler Flüssigkeit gegeben, davon wieder ein Tropfen in ein anderes Röhrchen – und so geht es fast bis ins Unendliche fort. Jedenfalls sogar weit über den Punkt hinaus, zu dem – wie wir heute wissen – überhaupt noch ein einziges Molekül der ursprünglichen Arznei in dieser Flüssigkeit sein kann.

Zuerst sprach Hahnemann von Verdünnungen; später nannte er sie Potenzen. Potenz bedeutet Kraft, und Hahnemann meinte, daß die Kraft der Arznei durch das Schütteln anwachse: Je kräftiger geschüttelt und je weniger Arznei im Endprodukt, desto größer dessen heilende Wirksamkeit. Und endlich läßt er seine Kranken an dieser Arznei nur noch riechen: »Dadurch wirken die homöopathischen Mittel am sichersten und kräftigsten.«

Man muß auch heute kaum noch mit homöopathischen Ärzten streiten, wenn man diesen Weg Hahnemanns als einen Irrweg bezeichnet. Durch ihn wurden viele Angriffe auf die Homöopathie geradezu provoziert. Ebenso wie durch Hahnemanns spätere »Psoralehre«, in der er die

Behauptung aufstellte, daß sieben Achtel aller chronischen Krankheiten Folgen der Psora seien. Psora aber ist nichts anderes als Krätze.

Auf der Suche nach neuen Wegen ging Hahnemann zwar Irrwege, aber er setzte auch Maßstäbe, die ihn weit über die meisten Ärzte seiner Zeit erhoben. Er sah den Kranken als Individuum und nicht nur, wie die anderen, als Krankheitsfall. Wie er sich gegen Arzneimischungen wandte, so wehren sich auch heute viele Ärzte gegen eine Überzahl von Mischpräparaten. Und er erkannte die Schädlichkeit massiver Arzneidosen, wie sie damals üblich waren, heute jedoch nur im Notfall verabreicht werden.

Damals fragte man: Wieviel Arznei darf ich dem Kranken geben, ohne ihm zu schaden? Seit Hahnemann aber fragt man viel öfter: Wie wenig Arznei brauche ich, um den Kranken zu heilen?

Heilung oder Symptom-Unterdrückung?

In der Schulmedizin gab es einen Sturm von Diskussionen, Entrüstung und Angriffen, als sich einer ihrer berühmtesten Vertreter öffentlich und mit Nachdruck zur Homöopathie bekannte. Der Chirurg Geheimrat Prof. August Bier schrieb 1925, 64 Jahre alt, in der »Münchner Medizinischen Wochenschrift«: »Ich hätte mir viele Irrtümer, viele Umwege und Irrwege erspart, wenn ich mit dem Studium der Homöopathie 30 Jahre früher begonnen hätte.«

In seinem Aufsatz schildert Bier, wie er »gänzlich unbefangen« einige Jahre zuvor eine Selbstbehandlung vornahm: »Ich wurde mehrere Jahrzehnte lang mehrmals im Jahr von heftigen Erkältungen befallen. Sie begannen meist mit Schnupfen. Da versuchte ich es mit einer homöopathischen Medizin, die ich mir gänzlich unbefangen selbst aussuchte. Ich tat einen Tropfen Jodtinktur in ein Glas Wasser, rührte gut um und nahm einen Schluck davon. Das Mittel half, wenn ich es nur frühzeitig beim ersten Niesen oder leichten Frösteln nahm. Meist brauchte ich nur einen einzigen Tropfen, um den Ausbruch der Krankheit zu verhüten. Ich bin seit sechs Jahren von dem lästigen Übel befreit.«

Der Geheimrat berichtet auch, wie er auf dieses Mittel kam: »Es geschah unter folgender Vorstellung: Jod in größeren Gaben erzeugt Schnupfen und Schleimhautreizungen, also nehme ich es in kleiner Gabe gegen solche Leiden.« Genau das entspricht dem von Samuel Hahnemann aufgestellten Ähnlichkeitsgrundsatz: Man heilt eine Krankheit mit einem Mittel, das beim Gesunden ähnliche Krankheitssymptome hervorruft. Hahnemann faßte seine Ähnlichkeitsregel noch als unumstößliches Gesetz auf. Heute sagt der Homöopath Dr. Heinz Schoeler: »Die Ähnlichkeitsregel ist nur eine Regel mit vielen Ausnahmen. Ein Arzneimittel, dessen Symptombild dem einer echten Krankheit ähnlich ist, kann deren Heilmittel sein – muß es aber nicht.« Die Homöopathie hat also weit zurückgesteckt. Aber die Ähnlichkeitsregel – mit den vielen Ausnahmen – ist noch immer einer ihrer Hauptgrundsätze.

Nach dieser Regel hat der französische Homöopath Dr. Jules Gallavardin sogar einmal eine Katze geheilt, die an Krämpfen litt. Ihre Besitzerin erzählte dem Arzt, was sie bei solchen Anfällen an der Katze beobachtet hatte: »Das Blut strömte ihr zum Kopf, die Ohren wurden rot, und in den Nasenlöchern waren kleine rote Punkte zu sehen.« Dr. Gallavardin konnte keine Diagnose stellen. Aber er schlug in der homöopathischen Symptomenliste nach, bis er das Mittel gefunden hatte, auf das die Symptome zutrafen. Es war Belladonna. Damit heilte er die Katze.

Hatte er die Krankheit wirklich geheilt oder mit homöopathischen Mitteln nur die Symptome beseitigt? Es ist ein alter Vorwurf gegen die Homöopathie, daß sie nur Symptome verschwinden läßt, ohne zu heilen. Das ficht die Homöopathen nicht allzusehr an. Sie wissen, daß sie in diesen Fällen mit der Schulmedizin in ein und demselben schwankenden Boot sitzen.

Mittel gegen Schnupfen und Bluthochdruck, gegen Rheuma und Arteriosklerose, gegen Herzinsuffizienz und Krebs, gegen Nervosität oder Schlaflosigkeit werden von der Schulmedizin Tag für Tag verschrieben. Der Heidelberger Pharmakologe Prof. Dr. Franz Gross gibt zu: »Diese Mittel wirken in erster Linie symptomatisch, nicht heilend.« Sehr oft kann die Ursache einer Krankheit nämlich gar nicht gezielt beseitigt werden, weil eine Fülle von Krankheitsursachen trotz aller Fortschritte der Medizin noch immer unbekannt ist.

Die Behauptung, sie seien »Symptome-Sucher«, prallte an den homöopathischen Ärzten ab. Aber die eine der beiden Hauptsäulen der Homöopathie, die Ähnlichkeitsregel, steht wegen der vielen Ausnahmen auf schwankendem Boden. Und mit der anderen Hauptsäule sieht es nicht viel besser aus. Es ist die Forderung, daß jedes homöopathische Arzneimittel am Gesunden geprüft sein muß.

Am gesunden Menschen getestet

Es geht hier nicht – wie in der Schulmedizin – um die Frage nach Nebenwirkungen, sondern nach den Wirkungen. Denn nur an den Symptomen läßt sich erkennen, bei welcher Krankheit mit denselben Symptomen der Prüfstoff als Arznei verwendet werden kann.

Hahnemann hat diese Versuche – damals etwas ganz Neues in der Medizingeschichte – eingeführt. Er selber, seine Angehörigen und seine Schüler schluckten manchmal monatelang einen Wirkstoff und notierten säuberlich, welche Empfindungen dabei auftraten. Jeder Kopfschmerz und jedes Jucken, jeder Rülpser, jedes Gliederzucken und jede Mißstimmung wurde als Arzneiwirkung aufgezeichnet. Denn, so sagte Hahnemann, »alle Veränderungen des Befindens während der Wirkungsdauer der Arznei rühren bloß von dieser Arznei her«.

Der Berliner Homöopath Dr. Fritz Donner schildert, was bei einer homöopathischen Arzneiprüfung herauskommen kann: Während der Prüfung einer Essenz aus der Schwertlilie »verspürte eine der Versuchspersonen einen Schmerz in einem hohlen Zahn auf der rechten Seite. Da der Schmerz gerade beim Frühstück auftrat, dürfte er wahrscheinlich durch eine Reizung ausgelöst worden sein«.

Aber dieser Schmerz wurde als Wirkung der Arznei notiert. Und so hieß es, daß Schwertlilienessenz ein besonders »rechtsseitig wirkendes Mittel« sei. Noch in Stauffers Arzneimittellehre aus dem Jahre 1972 wird diese Arznei als hilfreich bei »Kopfschmerz, meist halbseitig« angeführt. In einem anderen Verzeichnis (Charette) heißt es: »Vorherrschende Angriffsseite – rechts.« Und das alles wegen eines hohlen Zahnes.

Besonders Samuel Hahnemann war unermüdlich, wenn es darum ging, während einer Arzneiprüfung die aufgetretenen Symptome zu notieren. Bei dem Mittel Graphit stellte er beispielsweise 1444 verschiedene Symptome fest. Als man vor gut 35 Jahren an der Homöopathischen Poliklinik in Leipzig eine Nachprüfung der Graphitwirkungen unternahm, ließen sich mit Mühe ganze 45 Symptome feststellen. Sie aber deckten sich kaum mit dem, was man seit Hahnemann als »typisches Graphitbild« ansah.

In einem Selbstversuch hatte Hahnemann ja auch festgestellt, daß das Malariamittel Chinin bei ihm malariaähnliche Symptome auslöste. Das lag aber wahrscheinlich daran, daß Hahnemann gegen Chinin allergisch war, denn wissenschaftliche Versuche haben ergeben, daß von 1000 Gesunden höchstens einer auf Chinin mit malariaähnlichen Symptomen reagiert. Und auch für die Biersche Jodtropfenbehandlung des Schnupfens ist ein schlüssiger Erfolgsbeweis bisher nicht erbracht worden.

Die unter obskuren Bedingungen zustande gekommenen Prüfungsergebnisse Hahnemanns und seiner Nachfolger wurden durch viele Jahrzehnte bis in unsere Zeit oft unbesehen von den Homöopathen übernommen. Teilweise wurden sie allerdings durch gegenteilige Beobachtungen in der Praxis berichtigt. Schon 1860 deckte ein Homöopath die Unglaubwürdigkeit einiger Mitprüfer Hahnemanns auf. Dabei merzte er dann mehr als 16 000 offensichtlich falsche Symptome aus. Ungezählte ebenso falsche aber blieben.

Ein häufig verwendetes modernes Arzneimittelbuch nennt rund 210 verschiedene homöopathische Mittel. Nach einer Aufstellung von Dr. Heinz Schoeler wurden aber seit 1936 nur etwa drei Dutzend Arzneimittelprüfungen an Gesunden in Deutschland durchgeführt, darunter zwei

Dutzend Nachprüfungen. Das bedeutet, daß man bei etwa 175 gebräuchlichen homöopathischen Mitteln mit fehlerhaften Symptomangaben rechnen muß. Hinzu kommt, daß ohnehin nie systematisch untersucht worden ist, welche Bedeutung die Symptome nun wirklich für die Therapie haben. So ist jede homöopathische Arzneilehre, wie sie von den Ärzten benutzt wird, eine Sammlung aus vorwiegend dubiosen, falschen und ungeprüften Symptomen.

Wissenschaft oder schöner Schein?

Neben der Symptomenfrage verliert die Dosierungslehre an Bedeutung. Bedeutungslos ist sie jedoch nicht. Die Dosierung wird sogar zu einem Problem, wenn man homöopathische Heilungen nach dem Reizprinzip erklärt.

So berichtet Prof. Dr. Hans Ritter von einem 37jährigen Kranken, der an einem Zwölffingerdarmgeschwür leidet. »Nach Argentum nitricum (Höllenstein) D 6 tritt eine starke Verschlimmerung ein ... Nach D 12 dann ganz wesentliche Besserung.«

Nun ist D 6 eine Verdünnung 1 : 1 000 000, D 12 aber 1 : 1 000 000 000 000. (Die Zahl hinter dem D bezeichnet die Anzahl der Nullen hinter der Eins: D 3 ist also eine Verdünnung 1 zu 1000, D 6 ist 1 : 1 000 000 usw.) Die erste Gabe war also eine Million mal stärker als die zweite. In der Schulmedizin würde niemand auch nur auf den Gedanken kommen, ein Mittel in zwei so unterschiedlichen Konzentrationen zu verordnen. Viele Stoffe sind schon in einer Verdünnung von D 5 oder D 6 garantiert unwirksam. Aber erst ab D 12 spricht man von Hochpotenzen. So werden Schwefelpräparate nicht selten als D 30 verordnet. Aber in neun von zehn Schwefeltabletten D 30 befindet sich nicht ein einziges Schwefelmolekül. Und das eine oder die zwei Moleküle in der zehnten Tablette können keine, aber auch gar keine Heilwirkung ausüben.

Die Homöopathen aber berufen sich zumeist auf ein sogenanntes biologisches Grundgesetz, das 1885 von dem Psychiater Rudolf Arndt und dem Pharmakologen Hugo Schulz aufgestellt wurde. Es lautet: »Schwache Reize fachen die Lebenstätigkeit an, mittlere fördern sie, starke hemmen sie und stärkste heben sie auf. Durchaus individuell ist jedoch, was als kleiner, mittlerer oder großer Reiz angesprochen werden muß.«

Dieses biologische Gesetz ist allerdings alles andere als ein Gesetz. So einleuchtend es klingt, so wenig hat es sich als Gesetz bestätigt. Bei einer Fülle von Arzneimitteln stimmt es einfach nicht. So bewirken die meisten Vitamine auch in hohen Gaben weder eine Hemmung noch gar eine Aufhebung der Lebenstätigkeit. Heute nimmt man deshalb dieses sogenannte Gesetz nur als eine Regel, von der es viele Ausnahmen gibt. Sie kann zwar manchen biologischen Vorgang erklären, sie kann aber nichts beweisen.

Wenn aber die Arndt-Schulzsche Regel bei der Erklärung der Wirksamkeit kleinster homöopathischer Dosen versagt, wie lassen sich dann diese Wirkungen erklären? Eine interessante Antwort darauf gibt der österreichische Arzt Dr. Georg Bayr, indem er Begriffe der modernen Kybernetik (der Lehre von den Steuermechanismen und Regelkreisen) heranzieht.

Dr. Bayr sieht den menschlichen Organismus als eine Verkettung von Regelkreisen. Sie regeln beispielsweise, daß die Körpertemperatur auf den Soll-Wert von rund 37 Grad eingestellt bleibt. Steigt dieser Wert (Fieber), dann

tritt sofort eine Gegenregulation (Abkühlung durch Schwitzen) ein, damit der Soll-Wert wieder erreicht wird. Manchmal aber ist die Gegenregulation ungenügend. Dann greifen die kleinen homöopathischen Arzneidosen in den Regelkreis ein. Sie sind ein Signal, auf das hin der Körper die Gegenregulation verstärkt.
Diese Deutung geht über die Reiztheorie hinaus. Die wissenschaftliche Medizin hat bewiesen, daß eine winzige homöopathische Dosis in vielen Fällen gar nicht stark genug sein kann, um einen umstimmenden Reiz auszuüben. In der Kybernetik aber ist ein Signal ein Signal, wie klein es auch immer sein mag. Es genügt in jedem Fall, um eine Gegenregulation einzuleiten oder zu verstärken.
Natürlich ist diese Deutung der homöopathischen Arzneiwirkung zumindest vorerst nur eine Theorie, aber kein Beweis. Die naturwissenschaftliche Medizin ist ohnehin der Meinung, daß die Wirksamkeit homöopathischer Arzneien nicht bewiesen werden kann, weil eben keine Arzneimittelwirkung vorhanden ist.
Deshalb erfahren Medizinstudenten an deutschen Universitäten heute so gut wie nichts über die Homöopathie. Das vielbenutzte »Lehrbuch der Pharmakologie« von Kuschinsky und Lüllmann (nach dem man auch an spanischen, italienischen und japanischen Universitäten arbeitet) erwähnt die Homöopathie in einem einzigen Satz. Es heißt, homöopathische Arzneien seien »Mittel, die keine Haupt- und keine Nebenwirkungen haben«, die also gar nichts bewirken. Dieser Satz steht zudem noch in dem Abschnitt über Placebos (Scheinmedikamente).
Was es mit Placebos auf sich hat, illustriert ein Krankenbericht von Prof. Dr. Hans Ritter. Die 83jährige Witwe eines homöopathischen Arztes wird mit den Symptomen Magenbeschwerden, Appetitlosigkeit und Übelkeit ins

Krankenhaus eingewiesen. Der Verdacht auf Magenkrebs bestätigt sich nicht. Homöopathische Mittel ändern nichts an den Symptomen. Die Patientin aber sagt den Ärzten, daß ihr sonst immer Hochpotenzen (von denen Prof. Ritter nichts hält) geholfen haben. Im Krankenbericht heißt es: »Sie erhält darauf Nux vomica (Brechnuß) D 30, und am nächsten Tag war die Übelkeit beseitigt.« Dann fährt Ritter fort: »Diese Verordnung hatte nur einen kleinen Schönheitsfehler: Die Patientin hatte in Wahrheit Placebo erhalten. Und beim Abgang aus der Station bekam sie das so wirksame Fläschchen zum weiteren Gebrauch mit.«

Hier hat sich der Körper – unterstützt durch Einbildung – selber geholfen. Wäre aber in dem Fläschchen der alten Dame wirklich eine (unwirksame) Hochpotenz enthalten gewesen, so hätte man sicherlich dieser den Erfolg zugeschrieben.

Es gibt sogar Heilungserfolge, die einfach durch Unterlassung zustande kommen. Vor einem guten Jahrhundert wurden in Wien vergleichende Untersuchungen über Behandlungserfolge bei Lungenentzündung durchgeführt. Es zeigte sich, daß von den Patienten, die nach der damals »schulmäßigen« Therapie mit Aderlaß und Brechweinstein behandelt wurden, mehr als 20 Prozent starben. Von den Unbehandelten, die ihrem Schicksal überlassen waren, starben aber nur wenig mehr als sieben Prozent. Wären diese Menschen nicht unbehandelt geblieben, sondern mit einer homöopathischen Arznei behandelt worden, dann hätte man leicht als einen Sieg der Homöopathie deuten können, was doch nur ein Sieg der Natur war.

Genau so schätzt die Schulmedizin heute homöopathische Arzneien ein: Entweder werden die Kranken trotz dieser Mittel gesund, oder es handelt sich um einen Placebo-Effekt. Aber in dem genannten »Lehrbuch der Pharmakologie« heißt es ohne Bezugnahme auf die Homöopathie auch: »Viele der im Handel befindlichen Arzneimittelzubereitungen sind Scheinmedikamente.«

Erfolge und Grenzen der Homöopathie

Die Schulmedizin kämpft nicht mehr gegen die Homöopathie. In Lehre, Forschung und Wissenschaft wird die Homöopathie einfach nicht mehr wahrgenommen. Ein bekannter Pharmakologe sagt: »Für uns ist die Homöopathie kein Thema mehr.«

Was hat die Homöopathie in diese Krise geführt?

Es sind einmal die Erfolge der Schulmedizin durch Chemotherapie und moderne chirurgische Methoden, durch Impfstoffe, Sulfonamide und Antibiotika. Zu diesen Erfolgen hat die Homöopathie nichts beigetragen, und ihnen hat sie nichts Vergleichbares an die Seite zu stellen. Zum anderen aber ist es die Tatsache, daß die Homöopathie sich immer als Erfahrungsheilkunde verstanden und nur selten mit wissenschaftlichen Methoden die Heilkraft ihrer Arzneien bewiesen hat.

Einige Arbeiten, in denen dieser Beweis angetreten wurde, liegen dennoch vor. Sie geben Aussagen über Erfolge und Mißerfolge bei Krankheiten wie Keuchhusten und Scharlach, Rheuma und Asthma, Schnupfen und Ekzem. Analysiert man diese Untersuchungen und ergänzt man sie durch weitere in der homöopathischen Literatur angeführte Behandlungsergebnisse, so erhält man einen Überblick über zu erwartende Erfolge oder Mißerfolge. Dabei muß allerdings angemerkt werden, daß die Schulmedizin nahezu allen Erfolgsberichten homöopathischer Ärzte skeptisch oder ablehnend gegenübersteht.

Unter diesen Gesichtspunkten und mit diesen Einschränkungen ist die folgende Aufzählung zu verstehen. Die Zeichen bedeuten: – = kein Erfolg zu erwarten, O = Erfolg fraglich, + = Erfolg zu erwarten.

Akne O
Angina +
Angina pectoris
  im Anfall –
  Dauerbehandlung +
Arteriosklerose +
Bettnässen +
Blutkrankheiten –
Bronchialasthma +
Bronchitis O
Diabetes –
Ekzeme +
Furunkel O
Gallen- und Leberleiden +
Gelenkrheumatismus O
Gicht –
Hämorrhoiden +
Harnwegserkrankungen O
Herzinsuffizienz –
Heuschnupfen –
Husten +
Keuchhusten O
Krampfadern
  ausgeprägt –
  Frühstadium +
Kreuzschmerzen +
Magenleiden +
Muskelrheumatismus O
Nasennebenhöhlen-Leiden +
Nervosität +
Nesselsucht –
Schlaflosigkeit +
Schnupfen O
Verstopfung +

Der Homöopath Dr. Heinz Schoeler hat die klinischen Veröffentlichungen bis 1939 im Ausland und bis nach dem Krieg in Deutschland gesichtet. Dies ist sein Urteil: »Es gibt zur Zeit nur rund 20 klinische Vergleichsarbeiten in der Homöopathie, von denen etwa 13 einigermaßen positive und sieben negative Ergebnisse haben. Man sieht also, daß die Versuchsbasis noch viel zu schmal ist, um sich etwa ein Urteil über den Wert der Homöopathie vom klinischen Standpunkt aus bilden zu können.« In einer 1972 erschienenen Arbeit von Dr. F. Unseld werden zu demselben Thema keine weiteren Veröffentlichungen genannt.

In demselben Zeitraum, in dem die Homöopathie nur 20 klinische Untersuchungen zustande brachte, hat die Schulmedizin Tausende, wenn nicht Zehntausende derartiger Untersuchungen durchgeführt.

Der Homöopath Prof. Dr. Hans Ritter sagt, woher diese Diskrepanz rührt: »Tausende trainierter Wissenschaftler mit einem gewaltigen Labor- und Apparateaufgebot stehen einer sehr kleinen Zahl homöopathischer Praktiker gegenüber. Seit Hahnemanns Zeiten hat die Homöopathie in der ärztlichen Praxis ihren Schwerpunkt; sie wird fast nur hier ausgeübt.« Deshalb wird die Homöopathie – neben der naturwissenschaftlich ausgerichteten Medizin – in nur zwölf von dreieinhalbtausend deutschen Krankenhäusern gepflegt.

Wie schwierig vergleichende klinische Prüfungen sind, wird aus einem Bericht aus der früheren Homöopathischen Poliklinik in Leipzig unter Dr. Hans Wapler deutlich: »Wapler stellte an den Kranken, der über Kopfschmerzen klagte, eine Reihe von Fragen: Wann treten die Schmerzen auf? Wie wird der Schmerz empfunden – stechend, klopfend, reißend? Verstärken oder verringern Kälte oder Ruhe, Bewegung oder Druck die Schmerzen?« Man muß in der Homöopathie eine große Zahl derartiger Symptome zusammentragen, ehe das für diesen Fall richtige Arzneimittel feststeht. Die Schulmedizin ist viel weniger stark symptomatologisch ausgerichtet, so daß Vergleiche schwierig sind.

In sehr vielen Fällen verzichtet die Homöopathie von vornherein darauf, mit der Schulmedizin in Konkurrenz zu treten. Angaben von Prof. Dr. Ritter ist zu entnehmen, auf welchen Gebieten die Schulmedizin der Homöopathie deutlich überlegen ist oder wo man mit homöopathischen Mitteln gar nichts ausrichten kann:

- bei schweren akuten Schmerzzuständen,
- beim Ausfall von Hormonen, Enzymen, Vitaminen,
- wenn gefährliche Krankheitserreger den Körper bedrohen,
- bei allen akuten und chronischen Infekten, die unmittelbar zum Tode führen können,
- in Fällen, in denen chirurgische Eingriffe angezeigt sind.

Wie steht es um den Krebs? Kann die Homöopathie ihn verhüten? Kann sie ihn heilen? Oder kann sie – wenn beispielsweise eine Operation bei zu hohem Alter des Patienten nicht mehr möglich ist – zumindest eine Besserung herbeiführen?

Der prominente Homöopath Dr. Adolf Voegeli schildert einen Fall: »Frau V. E., 84 Jahre alt, wurde 1947 an einem Krebs der linken Brust operiert. Zwei Jahre später trat eine Krebsgeschwulst an der rechten Brust auf. Als man mich rief, war die Patientin bereits sehr verfallen. Sie hatte eine Geschwulst in der rechten Brust von der Größe eines Blumenkohlkopfes, die mindestens zwei Kilo wog. Ich leitete eine homöopathische Behandlung ein ... Nach drei Wochen konnte die Patientin wieder aufstehen und ihren Haushalt versorgen. In der Folge hat sie dann fast normal gelebt. Ihr Allgemeinzustand blieb gut.« Sie starb zweieinhalb Jahre später an »einer Art Pneumonie, wahrscheinlich krebsigen Ursprungs«.

Offensichtlich ist also keine Heilung erfolgt, sondern – wie auch Voegeli meint – nur eine Linderung des Leidens, was er deutlich als Plus wertet. Dr. Voegeli meint: »Zwar habe ich schon einwandfreie Heilungen von Krebs durch Homöopathie gesehen, aber auch wir Homöopathen können nicht behaupten, daß wir die ausgebrochene Krankheit noch sicher zu heilen vermöchten.« Auch Professor Ritter berichtet: »Ich habe selbst bei inoperablen Lungenkrebsen zuweilen Teilergebnisse erzielt, die allerdings den trüben Ausgang nicht verhindern konnten. In einem Fall kam es sogar zu einer vorübergehenden Verkleinerung des Röntgenschattens bei entsprechender Besserung des Gesamtzustandes.«

Wenn auch nur die geringste Chance besteht, daß ein Krebskranker durch chirurgische Eingriffe, durch Strahlen- oder Chemotherapie geheilt werden könnte, wird auch ein homöopathischer Arzt heute niemals auf diese Anwendungen verzichten. Es ist eindeutig, daß die Homöopathie hier versagen muß.

Der Bundesgerichtshof macht dem Arzt in solchen und ähnlichen Fällen sogar bedeutsame Vorschriften. Im Juristendeutsch liest sich das so: »Erkennt der Arzt oder muß er erkennen, daß seine Heilmethode in einem bestehenden Fall nicht ausreicht, so muß er namentlich bei gefährlichen Krankheiten, wenn für deren Behandlung noch ein anderes, weitverbreitetes oder erprobtes Verfahren in Frage kommt, entweder dieses anwenden oder mindestens einen Facharzt hinzuziehen.« (Urteil vom 30. 9. 1955.)

Entsprechend sagt Dr. Heinz Schoeler ganz klar: »Wo sich eine spezifische, eindeutig überlegene Behandlungsmethode findet, hat die Homöopathie das Feld zu räumen.«

In der Arztpraxis zeigt sich jedoch, daß nur ein geringer Anteil der täglichen Fälle so eindeutig mit Methoden der Schulmedizin behandelt werden muß. Bei weit mehr als der Hälfte aller Patienten in seinem Wartezimmer steht es dem Arzt völlig frei, eine Therapie seiner Wahl vorzunehmen – auch eine Therapie mit homöopathischen Arzneien. Für den Patienten aber gilt das Prinzip der freien Arztwahl. Er kann sich einen reinen Schulmediziner aussuchen, der ihm hochwirksame moderne Arzneien verschreibt, die auch Nebenwirkungen haben. Oder er kann sich an den Homöopathen wenden, von dessen Arzneien die Schulmediziner sagen, daß sie überhaupt nicht wirken. Denn ein vergröbernder pharmakologischer Grundsatz heißt: Was keine Nebenwirkungen hat, das hat auch keine Wirkungen.

Die Pharmakologen wissen jedoch genau, daß dieser Satz nicht stimmt. Man muß gar nicht erst einen Psychotherapeuten fragen, um zu erfahren, daß man auch ohne Arzneien Krankheiten heilen kann – seelische Krankheiten und körperliche Leiden. Der berühmte Kliniker Professor Dr. Bernhard Naunyn erzählte gern eine Anekdote aus seiner Assistentenzeit, als er für seinen damaligen Chef homöopathische Arzneien zubereiten mußte.

Naunyn und ein junger Kollege mußten Zuckerkügelchen drehen, die mit winzigen Mengen homöopathischer Arznei versetzt waren. Diese Kügelchen erhielten die Patienten. Wenn dann der Chef mit seinen Assistenten von Krankenbett zu Krankenbett ging, wies er bei jeder Besserung oder gar Heilung auf die Wirkung der kleinen Arzneidosis hin. Naunyn und sein Freund konnten sich das Lachen dabei nur schwer verkneifen. Sie hatten schon lange keine Lust mehr gehabt, die Arznei mit dem Zucker säuberlich zu mischen. Sie gaben den Patienten einfach Kügelchen aus reinem weißem Puderzucker ohne jede Spur von Arznei.

Daß derartiges wirken kann, ist lange bekannt. Schon vor fast 150 Jahren schrieb ein homöopathischer Arzt, der von Zweifeln geplagt war: »Ein Kranker wird gesund nach Darreichung einer Medizin – aber wird er es durch unsere Arznei? Wäre er nicht von selbst genesen? Hat nicht reine Zufälligkeit, die Änderung der Diät, der Witterung, ein Gemütsaffekt das bewirkt, was wir unseren Mitteln zuschreiben?«

Diese Frage ist gar nicht so einfach zu beantworten. In jeder Arznei steckt ein mehr oder minder großes Quantum Autosuggestion, steckt Hoffnung und Glaube. Und es steckt in ihr auch die »Droge Arzt«, das Vertrauen zum Arzt. Die Schulmediziner sehen heute durchweg »in der Homöopathie eine Form von Psychotherapie fast reinster Art«. So sagt es jedenfalls einer ihrer bekanntesten Kritiker. Die Homöopathie hat sogar einen besonderen Vorteil: »Da sich in ihr der Glaube des Arztes und der Glaube des Patienten treffen, ergibt sich zweifellos die beste Basis für die Psychotherapie.«

Auch über diese Meinung ließe sich trefflich streiten. Aber dieser Streit ist unwesentlich geworden. Das neue Arzneimittelgesetz zwingt die Homöopathie – wenn auch erst in einigen Jahren –, die Wirksamkeit ihrer Arzneimittel zu beweisen. Deshalb gilt auch in Deutschland, was der englische Homöopath Dr. Ian A. Boyd sagt: »Wenn nicht ernsthafte Anstrengungen unternommen werden, um die Homöopathie klinisch und experimentell unter Beweis zu stellen, ist das Ende der Lehre Hahnemanns abzusehen. Die Erfahrung muß durch Erkenntnis ersetzt werden.«

Ein bekannter deutscher Homöopath (der ausdrücklich nicht genannt werden möchte) gibt dazu schmunzelnd einen Kommentar, der gar nicht so optimistisch ist, wie es den Anschein hat: »Die Homöopathie kann nicht untergehen. Entweder wir Homöopathen beweisen sie in naturwissenschaftlich anerkannten Versuchen – oder aber sie bleibt als die einfachste Methode der Psychotherapie.«

6. Kuren

Sebastian Kneipp: Gesundheit durch Gewaltkuren

Eigentlich sollte Sebastian Kneipp Weber werden, wie sein Vater, aber in seinen Träumen sah er sich als Pfarrer. Er fand auch einen Gönner, der ihm das Studium der Theologie in Dillingen ermöglichte und ihn 1849 sogar für ein Semester Philosophie nach München ziehen ließ.
Doch um den armen Studiosus Kneipp sah es traurig aus: Er hustete Blut. Der Arzt hatte Lungenschwindsucht diagnostiziert und wußte keine Hilfe. Kneipp schrieb später: »Ich hatte alle Hoffnung aufgegeben und sah mit stiller Ergebung meinem Ende entgegen.«
In dieser Zeit der Hoffnungslosigkeit fiel ihm zufällig ein Buch in die Hände, das von der Wasserheilkunde handelte. Er hat den Titel nie genannt, aber wahrscheinlich handelte es sich um ein Werk des Arztes Dr. Johann Siegmund Hahn mit dem Titel »Unterricht von Krafft und Würckung des Frischen Wassers in die Leiber der Menschen, besonders der Krancken«, das mehr als 100 Jahre zuvor in Breslau erschienen war. Kneipp war fasziniert: Reines, klares Wasser als Heilmittel. Das hatte noch kein Arzt an ihm versucht. In dem Büchlein fand er auch seine

eigene Krankheit beschrieben: »Das paßte, das stimmte, das war fast bis aufs Haar getroffen. Das Büchlein wurde das Rettungsboot, welches eine barmherzige Vorsehung mir zur rechten Zeit sandte.«

Von nun an trank Kneipp Wasser, begoß sich mit Wasser, trat in einem großen Bottich Wasser. Gesundheitlich ging es ihm dabei weder besser noch schlechter. Doch es grenzte fast an ein Wunder, daß er sich bei seinem geschwächten Zustand mit der Wasserkur nicht selber umbrachte: Im Winter ging er von Dillingen aus hinab zur Donau und badete zwei-, dreimal wöchentlich im eiskalten Fluß.

Im Jahr darauf studierte Kneipp wieder in München am Georgianum. Er erzählt: »Da fand ich einen armen Studenten, dem es noch viel schlimmer ging als mir selbst. Der Anstaltsarzt weigerte sich, ihm das zur Erlangung der Priesterweihe nötige Gesundheitszeugnis zu schreiben, denn, so lautete das Urteil, er lebe nicht mehr lange. Ich aber weihte ihn in die Geheimnisse meines Wasserbüchleins ein, und wir beide probierten und praktizierten um die Wette. Der Freund erhielt binnen kurzem das gewünschte Zeugnis und lebte noch mehrere Jahrzehnte.«

Aus der Zeit dieser Gewaltkuren rührt die Vorliebe des Sebastian Kneipp für die Wasserkur, die ihn seiner Meinung nach vom drohenden Schwindsuchttode errettet hatte, als er von den Ärzten schon aufgegeben war. Als Pfarrer wollte er ursprünglich nur die Seelen retten, aber ihn bekümmerte doch oft der körperliche Zustand seiner Pfarrkinder, denen er dann die Wasserkur anriet. So wurde er mehr und mehr zum »Wasserpfarrer«, vor allem, seit er 1855 nach Wörishofen gekommen war. Ein Vierteljahrhundert behandelte er seine Patienten nur in kleinerem Rahmen, bis er um 1880 stärker an die Öffentlichkeit trat und berühmt wurde.

»Von der Strenge zur Milde«

Es ist fraglich, ob Kneipp zeit seines Lebens außer dem »Wasserbüchlein« je ein anderes medizinisches Buch in die Hand genommen hat. Seine Ansichten über die Entstehung von Krankheiten waren naiv und entsprachen nicht einmal den medizinischen Kenntnissen seiner Zeit. Er sagte: »Alle Krankheiten haben ihre Entstehungsursache im Blute, mag dieses nun in seiner Zirkulation gestört oder in seiner Zusammensetzung durch schlechte Säfte verdorben sein. Das Wasser, im besonderen unsere Wasserkur, heilt alle überhaupt heilbaren Krankheiten.«
Schon zu seiner Zeit wurde Kneipp nicht selten der Vorwurf gemacht, er sei ein Kurpfuscher. Noch heute sagt ein Kneipp-Kritiker, der Pathologe Dr. Arno Hecht von der Ostberliner Charité: »Was Kneipp trieb, war Kurpfuscherei reinsten Wassers. Es ist doch mehr als unverantwortlich und gewissenlos, Kopfschmerzen, Ischias, Blutungen, Nierenbeschwerden, Ödeme und vieles andere zu behandeln ohne entscheiden zu können, ob es sich um eine Blutung bei Bronchialkrebs, Tuberkulose oder Krampfadern der Speiseröhre handelt, ob eine Genitalblutung bei der Frau hormoneller Natur ist oder ob ein Gebärmutterhalskrebs dahintersteckt. Hier kritiklos Wasser anzuwenden, ist durch nichts gerechtfertigt.«
Kneipp hat Zehntausende mit seiner Wasserkur behandelt oder ihnen diese Kur, wie er sagt, »zur Heilung der Krankheiten und Erhaltung der Gesundheit« verordnet. Allein jene, die er als Patienten abwies, weil sie sich leicht selber helfen konnten, beziffert er »zu Hunderten und Tausenden«. Dreimal hat er seine Anwendungsvorschriften geändert, »von der Strenge zur Milde, von großer

Milde zu noch größerer«. Wenn es Mißerfolge gegeben hat, dann lag es – so meinte Kneipp – nur daran, daß die Patienten sich nicht an seine Vorschriften gehalten hatten. Ein zeitgenössischer Arzt, der kein Kneipp-Feind war, meinte jedoch: »Eine Möglichkeit der genauen Prüfung der Erfolge in Wörishofen fehlt vollständig. Die, denen die Kur nicht bekommt, bleiben oft einfach weg.« Von diesem Arzt erfährt man auch, wie es bei Kneipp in der Sprechstunde zuging: Es wurden gleichzeitig mehrere Patienten vorgelassen, sie klagten ihr Leid, und nach nur wenigen Minuten war die Beratung zu Ende. In Kneipps späteren Jahren in Wörishofen waren zwar während der Sprechstunde Badeärzte anwesend, aber auch sie sollen in der Kürze der Zeit keine eingehende Diagnose gestellt haben. Nach Kneipps Meinung war eine solche Diagnose gar nicht nötig: »Wie einfach, unkompliziert und leicht ist die Heilung, wenn ich weiß, daß jede Krankheit auf Störungen des Blutes beruht. Die Wasseranwendungen lösen die Krankheitsstoffe im Blut auf, scheiden das Aufgelöste aus und bringen das so gereinigte Blut wieder in die richtige Zirkulation.«
Mit den meisten modernen Außenseitern der Medizin teilt Kneipp das nahezu unerschütterliche Vertrauen in eine bestimmte Heilweise. Und wie sie hatte er einen bestimmten Kreis von Patienten: »Ich befasse mich hauptsächlich mit denjenigen, welche entweder die Hilfe der zünftigen Medizin bereits erschöpft haben oder aber von den Ärzten aufgegeben sind.«
Die Behandlung dieser Menschen war eine überaus einträgliche Sache. Man muß dem Pfarrer Kneipp jedoch anerkennend zugutehalten, daß er sich niemals an dem eingenommenen Geld bereichert hat. Er blieb bis zu seinem Tod im Jahre 1897 – er wurde 77 Jahre alt und

starb an Krebs – ein einfacher Mann. Das Geld verwendete er vor allem für mildtätige Stiftungen. Nach Aufzeichnungen eines mit ihm befreundeten Theologie-Professors hat Kneipp etwa 800 000 Goldmark für derartige Zwecke gestiftet, eine für die damalige Zeit immens hohe Summe. (Nach heutigen Geldwert-Maßstäben müßte man sie mit mindestens fünf Millionen Mark ansetzen.)

Kuren – von der See bis zu den Bergen

Der Pfarrer Kneipp war weder der erste noch auch zu seiner Zeit der einzige, der sich der Wasseranwendung zuwandte, aber es ist sein unbestrittenes Verdienst, daß er sie volkstümlich gemacht und daß er das Augenmerk der Ärzte auf diese Behandlungsweise gerichtet hat.
Nicht zuletzt durch den »Wasserpfarrer« von Wörishofen sind die Deutschen zu dem kurfreudigsten Volk Europas geworden: Mehr als fünf Millionen Bundesbürger führen alljährlich eine mehrwöchige Kur durch, und mindestens jeder achte von ihnen folgt dabei den – inzwischen verbesserten – Anweisungen Kneipps. Vor allem seit der Rentenreform im Jahre 1957 ist die Zahl der Heilbehandlungen steil gestiegen: Seitdem wird eine Kur von den Versicherungsträgern nicht nur bei drohender oder bereits bestehender Invalidität, sondern schon bei geringerer Gefährdung der Erwerbsfähigkeit gewährt. Praktisch kann der rentenversicherte Bürger etwa im Abstand von gut zwei Jahren eine Kneipp- oder eine sonstige Kur beanspruchen. Zweieinhalb Milliarden Mark geben die Rentenversicherungen dafür aus.

Und was kommt dabei heraus? Professor Dr. H. Trautwein, Chef eines Sanatoriums einer Landesversicherungsanstalt, meint: »Eine Kur ist in den Augen vieler Patienten immer noch nur zum Teil eine Möglichkeit zur Verbesserung des Gesundheitszustandes. Zum anderen Teil ist sie eine Gelegenheit zum Amüsement, befreit von häuslichen und familiären Zwängen.«

In der Zeitschrift der Bundesversicherungsanstalt für Angestellte klagt Dr. Hermann Krätschell im Frühjahr 1974: »Der Durchschnittspatient, der die ›Kur‹ in der Regel auch als einen willkommenen zusätzlichen Urlaub betrachtet, unterzieht sich völlig passiv den angeordneten medizinischen Maßnahmen. Er verbringt die reichlich zur Verfügung stehende freie Zeit mit oft genug seiner Wiederherstellung abträglichem Zeitvertreib.« Hinzu kommt »die weitgehend unpersönliche, routinemäßige Untersuchung und Heilmittelverordnung durch den Kurarzt, oft eine ebensolche Behandlung durch das medizinische Personal, die Konfrontation des einzelnen mit einer großen und anonymen ›Heilmaschine‹«.

Einem weitverbreiteten Wort zufolge sind es heute nicht mehr so sehr wie zu Zeiten des Pfarrers Kneipp die Leidenden, die kuren wollen. Es ist eine andere Kategorie: »Sie gehen als eingebildete Kranke zu einer Kur, die nicht nötig ist. Sie kommen als ausgebildete Kranke von einer Kur zurück, die keinen Erfolg brachte.« So fragte Medizinaldirektor Professor Dr. Hermann Arnold 1974 im »Deutschen Ärzteblatt«: »Dürfen die Träger der gesetzlichen Krankenversicherung das Geld der Versicherten in Milliarden DM ausgeben für Kuren, wenn der Erfolg solchermaßen in Zweifel steht? Wann wird endlich eine unabhängige, objektive Erfolgskontrolle die Spreu vom Weizen unseres Kur(un)wesens trennen?«

Der Psychosomatiker Professor Dr. Arthur Jores, der gern die Rolle des Hechtes im Karpfenteich übernimmt, nennt die Summe von 81 000 DM, die allein von der Landesversicherungsanstalt Hamburg im Jahr 1964 für Asthma-Kuren ausgegeben wurde. Er meint: »Man muß sich darüber wundern, daß so erhebliche Beträge ausgezahlt werden, ohne daß jemand wirklich präzise weiß, was dabei herauskommt. Wir dürfen wohl feststellen, daß bei Asthma Kuraufenthalte in vielen Fällen vorübergehende Erholung und damit sicher eine Besserung des Zustands bringen, der oft über etwas längere Zeit anhält, aber sie führen zu keiner wirklichen Heilung.«

Bis zum Sommer 1974 gab es nur *eine* einzige größere statistische Untersuchung über Kurerfolge. Sie wurde von Medizinaldirektor Dr. Eugen Wannenwetsch von der Landesversicherungsanstalt Schwaben erarbeitet. Bei 228 Arbeitern und Angestellten einer großen Maschinenfabrik ergab sich nach durchgeführter Kur ein Rückgang der Krankmeldungen um 37 Prozent. Die Quote der häufig und langfristig Kranken sank auf ein Drittel bis ein Fünftel. Der daraus errechnete Gewinn war mehr als dreimal so hoch wie die für die Kuren aufgewandten Kosten.

Bei einer anderen Patientengruppe wurden im Jahr vor der Kur insgesamt 27 000 DM für Heilmittel aufgewendet. Im Jahr nach der Kur sank der Betrag auf etwa 10 000 DM. Selbst fünf Jahre nach der Kur ließ sich noch nachweisen, daß die Kurpatienten weniger häufig der Arbeit fernblieben als ihre Kollegen.

Was mit der Wasserkur des Sebastian Kneipp begann, hat eine von dem biederen Pfarrer nicht geahnte Verbreitung gefunden. Für eine Fülle verschiedener Krankheiten gibt es die unterschiedlichsten Kuren – von der

norddeutschen Küste bis zu den Bergen im Süden wird gekurt, und dazwischen nicht minder. Vor allem aber gibt es auch viele Möglichkeiten für Kuren, die man zuhause anwenden kann, von der Meerwasser-Trinkkur über Lehm- und Moorpackungen bis zu einer ganzen Reihe Kneippscher Wasseranwendungen.
Wo gekurt wird, da wird Naturheilkunde betrieben. Und wo Naturheilkunde betrieben wird, sammeln sich nur allzuleicht Außenseiter, die alles und jedes mit nur einer Methode kurieren wollen.
Noch vor 20 Jahren schrieb Dr. Christian Fey, Kneipp-Arzt in Bad Wörishofen: »In Naturheilkurorten hat sich lange Zeit ein mehr nervös-neurotisches Publikum aufgehalten, das an sich schwer zu behandeln und gern auf neuangepriesene Mittel und Heilwege erpicht ist. So kommt es vielfach, daß die Neurotiker unter den Patienten auch die Neurotiker unter den Behandelnden anziehen und umgekehrt. Naturheilkurorte werden so zum willkommenen ›Grasgebiet‹ für alle möglichen Fanatiker.«

Wasserheilkunde, eine Reiztherapie

Inzwischen hat sich – vor allem durch die Sozialkuren – vieles geändert. Und seit den Zeiten des Außenseiters Kneipp hat die Schulmedizin manche seiner Behandlungsmethoden übernommen. Heute weiß man, daß die Kneippsche Wasserheilkunde eine unspezifische Reiztherapie darstellt, die über das Gefäßnervensystem der Haut wirkt. Sie hat ihre Bedeutung vor allem in der vorbeugenden Therapie oder bei nur wenig fortgeschrittenen Leiden. Bei fortgeschrittenen Leiden, vor allem Herz- und Kreislaufstörungen, kann eine unkritische Anwendung Kneippscher Methoden mehr schaden als nützen.

Am vorteilhaftesten ist eine Kneipp-Kur unter ärztlicher Aufsicht mit den jeweils dem Leiden entsprechenden Anwendungen, die vor allem aus Waschungen, Güssen und Bädern bestehen.

Vorsichtig angewandt lassen sich jedoch einige dieser Methoden – vor allem zur Abhärtung – auch zuhause durchführen. Kalte Ganzwaschungen regen den Hautstoffwechsel an und fördern vor allem den Kreislauf in Armen und Beinen. Man benutzt dazu – wie zu allen Waschungen – möglichst ein grobes Leinentuch. Es wird in leitungskaltes Wasser getaucht, bis es gut durchfeuchtet ist. Zuerst streicht man mit dem Tuch kräftig über beide Arme, dann über den Hals. Danach wäscht man den Körper von der Schulter abwärts in Längsstrichen bis zum Fuß. Am besten beginnt man mit der rechten Seite und fährt dann mit der linken Seite fort. Dabei wird das Tuch insgesamt drei- bis viermal in das Wasser getaucht und leicht ausgedrückt, nicht ausgewrungen. Die ganze Prozedur soll nicht länger als etwa drei Minuten dauern und wird am besten frühmorgens oder vor dem Schlafengehen durchgeführt, denn anschließend an das Waschen muß man sich für mindestens eine halbe Stunde ins Bett legen, ohne den Körper abgetrocknet zu haben.

Bei Erkrankungen der Luftwege, bei Rachenkatarrh und Bronchitis, aber auch bei allgemeiner Erschöpfung ist meist schon eine Oberkörperwaschung hilfreich. Man streicht das feuchte Leinentuch vom rechten Handrücken bis zur Schulter und fährt damit an der Innenfläche des Armes zurück. Dann werden rechtsseitig Hals, Brust und Bauch

gewaschen und das Ganze auf der linken Seite wiederholt. Eine kurze Bettruhe bis zur Erwärmung sollte sich anschließen.
Bei den Kneippschen Anwendungen spielen auch die Wikkel – vom Kopf- bis zum Fußwickel – eine große Rolle. Für den Hausgebrauch bei fieberhaften Erkrankungen und Erkältungen hat sich besonders der kalte Brustwickel bewährt. Man benötigt dafür ein grobes und ein feines Leinentuch sowie ein Wolltuch oder eine kleine Wolldecke. Am besten ist der Wickel anzulegen, wenn der Kranke sich im Bett aufsetzt. Man legt auf das Bettuch hinter ihm zuerst die Wolldecke, darauf das feine Leinentuch und zuoberst das mit kaltem Wasser getränkte, nur leicht ausgedrückte grobe Leinentuch. Dann läßt man den Kranken sich so zurücklegen, daß der Wickel von den Achselhöhlen bis unter den Rippenbogen reicht und schlägt die Tücher über der Brust zusammen.
Nach einem anfänglichen kurzen Kälteschauer darf der Kranke in diesem Wickel nicht frösteln, sonst muß man die Behandlung abbrechen. Auf jeden Fall ist der Wickel zu erneuern, wenn er – nach etwa 20 bis 40 Minuten – durchwärmt ist. Öfter als zwei- bis dreimal sollte man diesen Wickel aber nicht ohne ärztliche Anordnung anlegen.
Zu einer Kneipp-Kur im Kurort gehört sehr viel mehr. Meist wird vom Kurarzt eine Umstellung der Lebensweise unter Verzicht auf Alkohol und Nikotin verlangt, eine Diät muß eingehalten und ein geregelter Tagesablauf befolgt werden. Dr. Fey beschreibt, wie ein solcher Tagesablauf beispielhaft aussehen kann: Frühmorgens zwischen sechs und acht Uhr eine Waschung. Dann zurück ins Bett zum Durchwärmen. Oder aber statt der Waschung ein Lauf barfuß oder auf Sandalen durchs taufeuchte

Gras. Oftmals werden zu früher Stunde auch schon Wikkel angelegt. Dann folgt ein Luftbad mit Atemübungen und Gymnastik, nach dem Frühstück zwischen 9 und 11 Uhr die Hauptanwendung (Bäder, Güsse usw.) und danach ein kurzer Spaziergang und eine halb- bis einstündige Liegekur vor dem Mittagessen. Nach dem Essen folgt wieder eine Liegekur, der sich oft Teilbäder anschließen, nach denen abermals geruht wird. Zwischen 17 und 18 Uhr ist Wassergehen oder Wassertreten angesetzt. Und dann: früh zu Abend essen und früh ins Bett.

Kneipp-Ärzte nennen eine ganze Reihe von Leiden, bei denen derartige Kuren mit individuellen Abwandlungen hilfreich sind: Erkrankungen der Luftwege, Herz- und Kreislaufstörungen, Erschöpfungszustände und Schlaflosigkeit, Gelenkrheuma, Gicht und Ischias, zu hoher oder zu niedriger Blutdruck.

Klimakuren an Nord- und Ostsee

Es gibt Kuren, die dem Patienten weniger abverlangen als eine Kneipp-Kur: etwa Klimakuren an Nord- und Ostsee. Schon 1783, bevor Pfarrer Kneipp mit seiner Wasserkur berühmt wurde, schrieb Peter Janus von der Nordseeinsel Juist an Friedrich den Großen: »Was das Baden im Seewasser betrifft, so lehrt die Erfahrung, daß es bei vielen Zuständen die vortrefflichsten Dienste tut. Und es ist bekannt, daß die Seeluft immer mit den feinsten Salzkristallen angefüllt ist, welche durch ihre auflösende Kraft das Unreine aus dem menschlichen Körper wegschaffen können.«

An der englischen Küste gab es seit einiger Zeit bereits Heilbäder, aber Friedrich der Große schien nicht viel davon zu halten, denn der Vorschlag des Peter Janus blieb unbeachtet. Fünf Jahre später griff der Göttinger Professor Johann Christoph Lichtenberg, der an der englischen Küste – wie er schrieb – »die gesündesten Tage meines Lebens« verbracht hatte, den Janus-Vorschlag zur Gründung deutscher Seebäder auf, und der Arzt Christoph Wilhelm Hufeland schloß sich ihm an.

Wissenschaftliche Gutachter meinten jedoch, an der Nordseeküste seien die Wassertemperaturen zu niedrig und der Seegang zu hoch; die Ostsee sei günstiger. So wurde 1794 Heiligendamm bei Doberan das erste deutsche Seebad, aber sechs Jahre später war auch die Nordseeinsel Norderney zum Seebad aufgestiegen.

Seither hat sich die Meeresheilkunde von der reinen Erfahrung zur Wissenschaft gemausert, die sehr viel über die heilende Reizwirkung des Meeresklimas zu sagen weiß – und über sehr viel mehr schweigen muß, weil die wissenschaftliche Basis noch sehr schmal ist. So weiß man immer noch nicht genau, auf welche Weise das mit der Atemluft aufgenommene Meersalz seine Wirkung entfaltet. Auch die sonstigen Beimengungen der Meeresluft sind in ihrer Wirkung ebensowenig erforscht wie etwa die eventuelle Heilwirkung der stark schwankenden elektrischen Ladungen in der Nähe der Brandung.

Eindeutig ist jedoch, daß die Luft an der See kaum durch Staub und Abgase wie in den großen Städten verunreinigt ist. Sie ist auch weitgehend frei von jenen Stoffen, die Allergien auslösen. Schwankungen der Temperatur wie der Luftfeuchtigkeit sind sehr viel geringer als im Binnenland, so daß der Organismus weit weniger belastet wird.

Wasser, Wind und Sonne fordern jedoch den Organismus

heraus. Daß es auf eine heilsame und nicht auf eine schädliche Weise geschieht, ist zumeist ganz dem Urlauber oder dem Kurgast anheimgestellt.
Man muß wissen, daß ein durchschnittlich empfindlicher Mensch aus der Stadt schon nach einem nur halbstündigen Sonnenbad einen leichten Sonnenbrand spüren kann und nach einer Stunde in der Sonne seiner Haut empfindlich geschadet hat. Das gilt allerdings nur für das erste Sonnenbad an der See, das nicht länger als zwanzig Minuten dauern sollte. Diese Zeit kann man ohne Gefahr bei den nächsten Sonnenbädern um jeweils etwa 50 Prozent steigern. Es versteht sich am Rande, daß individuelle Faktoren eine wesentliche Rolle bei der Zeitdauer spielen.
Auch das erste Bad im Meer sollte man auf keinen Fall über die Maßen ausdehnen. Sobald man zu frösteln beginnt, sollte es abgebrochen werden. Vor allem bei Mageren kann die Körpertemperatur verhältnismäßig schnell abfallen. Bei »schwergewichtigen« Menschen schützt das Fettpolster weitgehend vor Auskühlung. Wer sich in Wasser und Wind nicht zu stark auskühlen, an windgeschützten Plätzen nicht überwärmen und in der prallen Sonne nicht verbrennen läßt, hat also die besten Voraussetzungen für eine Klimakur am Meer geschaffen.
Zu den Leiden, die an der See günstig beeinflußt werden, gehören Kreislaufstörungen und Beschwerden im Klimakterium, Gastritis und Gallenleiden. Rheuma im Frühstadium läßt sich besonders dann lindern, wenn Schlick- und Mooranwendungen möglich sind. Essentielle Hypertonie kann besonders an der Ostsee gemildert werden, während das stärkere Reizklima der Nordsee bei Katarrhen der oberen Luftwege, bei Bronchitis und Asthma, bei Frauenkrankheiten mit hormonaler Unterfunktion sowie bei Hautkrankheiten vorzuziehen ist.

Es gibt jedoch auch eine Reihe von Leiden, mit denen man besser im Mittelgebirge als an der deutschen Küste aufgehoben ist. Dazu gehören Herzfehler und Herzrhythmusstörungen, Diabetes, entzündliche Gefäß- und Gelenkerkrankungen, Nierenerkrankungen und Myome.
Generell läßt sich über alle Kuren – ob am Meer oder im Kneipp-Kurbad – sagen, daß sie nicht kürzer als vier Wochen sein sollten. Die vielpropagierten Kurzkuren, zu denen man übers Wochenende oder doch nur für wenige Tage reist, bringen gesundheitlich nicht viel – oder aber gar nichts. Von Mitarbeitern des Instituts für Medizinische Balneologie an der Münchner Universität sind mehr als 900 Patienten in verschiedenen Kurorten über die ganze Kurdauer untersucht worden. Dabei stellte sich heraus, daß es unabhängig von dem jeweiligen Ort und den angewandten Kurmitteln zu typischen Kurverläufen kam. Die Wissenschaftler beobachteten am Ende der ersten und der dritten Kurwoche jeweils »reaktive Perioden mit krisenhaften Phasen«. Es kam zu körperlichen Umstellungen, die deutlich gemessen werden konnten, und zu Stimmungsschwankungen, die von den Kurgästen subjektiv empfunden wurden.

Wann und wie hilft die Sauna?

Diesen Kurkrisen kann offenbar kein Kurgast entgehen – es sei denn, er kurt zuhause. Hier bietet sich als Möglichkeit die Sauna an, von denen es in deutschen Privathäusern bereits etwa 20 000 gibt. Hinzu kommen mehr als 3000 öffentliche Saunaeinrichtungen.

Das Prinzip der Sauna, die daher stets holzverkleidete Wände haben sollte, beruht auf der starken Reizwirkung durch trockene Hitze. Eine Sauna, die durch allzuvielen Wasserdampf in ein Treibhaus verwandelt wird, erfüllt nicht ihren Zweck. In der Hitze von etwa 40 Grad am Fußboden und 100 Grad an der Decke soll der Schweiß verdunsten können und dadurch die Haut abkühlen. Wasseraufgüsse auf heiße Steine sind nur ein zusätzlicher Hitzereiz.

Auch das Saunabaden ist eine unspezifische Reizbehandlung, die den Körper zur heilenden Aktion zwingen soll. Die Hitze erweitert die Blutgefäße an der Peripherie; das Blut kann leichter fließen, das Herz wird entlastet. Durch das starke Schwitzen – man verliert bei einem Bad (aufgeteilt in drei Durchgänge) etwa einen halben bis einen Liter Flüssigkeit – kommt es zu einer Stoffwechselsteigerung, von der nahezu alle Körperorgane beeinflußt werden.

Das Saunabaden hat seine eigenen Regeln: Nach dem ersten Schwitzbad von etwa zehn Minuten geht man an die frische Luft. Danach gibt es im Abkühlraum einen Kaltwasserguß, bei dem der Kopf zuletzt abgekühlt wird. Dann ein kurzes warmes Fußbad, und nach dieser Abkühlphase von insgesamt etwa 15 Minuten folgt das zweite Schwitzbad mit Abkühlphase und danach ebenso das dritte Bad.

Wöchentlich ein Saunabad härtet den Körper ab und beugt Krankheiten vor. Will man jedoch Krankheiten günstig beeinflussen, sollte man zweimal in der Woche die Sauna aufsuchen. Zu den Leiden, die günstig beeinflußt werden, gehören unter anderem nervöse Herzbeschwerden und Kreislaufstörungen, Fettsucht und Magersucht, Ödeme, Asthma, Migräne und Krampfadern. Auch Gelenkrheuma

und Ischias können zumindest gemildert werden, wenngleich man mit diesen Krankheiten im akuten Stadium die Sauna meiden sollte.
Das gilt auch für akute Entzündungen und für fieberhafte Erkrankungen. Hochgradige Arteriosklerose, Krebsleiden und Anfallserkrankungen vertragen ebenfalls kein Saunabad. Bei einem Herzfehler ist es ratsam, vorsorglich den Arzt zu fragen. Wenn derartige Leiden nicht vorliegen, ist die Sauna auch für Menschen in höherem Alter gesund. Zusammenfassend ist festzustellen, daß alle Kuren – wie jegliche Reiztherapie – nur dann sinnvoll sind, wenn der Organismus funktionelle Fehlleistungen aufweist. Wenn ein Organ aber durch Zerstörung ausgefallen ist und auf Reize nicht mehr reagieren kann, dann hilft auch die beste Kur nichts.

7. Hypnose

»Die Hypnose ist ein wichtiges Heilmittel«

Die Kritiker der Außenseitermethoden – sei es Chirotherapie oder Akupunktur, Zellulartherapie oder Homöopathie – haben stets ein Wort bereit, mit dem sie diese Methoden ins Abseits drängen: Suggestion. Sie meinen damit, daß das verordnete Medikament oder die angewandte Methode keinerlei direkten therapeutischen Wert besitze, sondern nur auf einem Umweg wirke: Dem Patienten wird etwas eingeredet, er glaubt daran, und der Glaube kann nicht nur Berge versetzen, er kann auch Krankheiten heilen.

Professor Dr. Ludwig Zukschwerdt drückt es mit anderen Vorzeichen so aus: »Wenn ein Patient den Glauben an das Leben verloren hat, wenn er meint, daß ihm nichts mehr helfen kann, wenn er aufgibt – dann ist es dem Arzt schwer, wenn nicht unmöglich, zu helfen und zu heilen.«

Wo aber noch ein Funke Glauben an das Leben und der – vielleicht verschüttete – Wille zur Gesundheit vorhanden ist, da kann der Funke zum Lebensfeuer angefacht werden. Diesen Weg geht die Hypnose. Sie steht noch immer am Rande der therapeutischen Praktiken, obgleich ihre Erfolge bei vielen Formen vor allem chronischer Krankheiten und Leiden kaum noch zu bestreiten sind.

Man kann allerdings darüber streiten, ob die Hypnose im engeren Sinn als Heilmethode aufzufassen ist. Der bedeutende holländische Psychotherapeut Prof. Dr. Berthold Stokvis nennt sie »lediglich ein therapeutisches Hilfsmittel unter vielen«; der deutsche Mediziner Prof. Dr. Hellmuth Kleinsorge aber sagt: »Die Hypnose ist ein wichtiges Heilmittel.« Derartige Unterscheidungen sind sicher unwichtig, wenn Erfolge für sich sprechen.

Ein Beispiel aus der Hypnoseforschung zeigt einen typischen Fall, an dem die Wirkungsweise dieser Methode deutlich wird. Das Experiment wurde von dem britischen Psychologen Professor J. Hartland 1966 durchgeführt:

Einem Hypnotisierten wurde ein völlig neues, noch unbenutztes Kartenspiel gezeigt. Mit offenen Augen durfte er es sich ansehen – aber nur die Rückseiten der Karten. Bei einer bestimmten Karte sagte man ihm, er würde sie nach dem Mischen beim erneuten Vorzeigen an einem deutlich sichtbaren schwarzen Kreuz wiedererkennen. Das Kartenspiel wurde gemischt. Dann wurde dem Hypnotisierten Karte für Karte gezeigt – nur die Rückseite. Und er erkannte die richtige Karte wieder; an dem schwarzen Kreuz. Tatsächlich aber trug sie keinerlei Zeichen, das sie von den anderen unterschied.

Ein Kartenspielertrick? Durchaus nicht. Es ging alles mit rechten Dingen zu. Aber der Hypnotisierte befand sich in einem Zustand, in dem er Dinge überdeutlich wahrnahm. Da keine Spielkartenrückseite einer anderen hundertprozentig gleicht, hatte die Versuchsperson den winzigen Unterschied gemerkt und jenes Kreuz gesehen, das gar nicht da war.

Um es einfach zu sagen: In der Hypnose war der Blick

der Versuchsperson geschärft. Die Hypnose schafft nämlich keine neuen Fähigkeiten; sie kann nur »stille Reserven« hervortreten lassen. Sie schafft die Bedingungen, unter denen die Fähigkeiten sich entfalten können. Der amerikanische Professor William S. Kroger von der Universität Kalifornien hat beispielsweise Hypnose angewandt, um die Leistungen von Fußball- und Baseballspielern zu erhöhen. Er sagt, das Resultat sei »gut bis wirksam« gewesen. (Hypnose gilt übrigens nach olympischen Richtlinien als Doping.)
Wenn diese Methode intellektuelle und physische Fähigkeiten verstärken kann, dann liegt es nahe, daß sie auch die naturgegebenen Heilungstendenzen des Körpers verstärken kann, die aus irgendeinem Grunde nicht zur vollen Entfaltung gekommen sind. Der große deutsche Nervenarzt Professor Dr. Ernst Kretschmer, einer der Begründer der modernen Hypnosetherapie, meint sogar: »Die Hypnose schließt auf keinem anderen Wege zu erzielende Tiefenwirkungen in sich.«

»Schließen Sie die Lider, Sie werden zunehmend müder!«

Der russische Physiologe Iwan Petrowitsch Pawlow (1849 bis 1936) hat in einer heute weithin anerkannten Auffassung die Hypnose als Zusammenspiel von Reiz und Reflex erklärt. Viele Menschen brauchen sich einen Reiz nur vorzustellen, damit ein Reflex eintritt: Dem vorgestellten Bild einer Zitrone folgt Speichelfluß; dem vorgestellten Bild eines Gähnenden folgt das eigene Gähnen.

Auch ein Wort ist solch ein Reiz, wenn es als Signal auftritt: Auf den Schrei »Feuer!« kann es im Theater zu einer Panik kommen, und jeder spürt, wie ihm das Herz bis zum Halse klopft. Dem Verdurstenden kann das Wort »Wasser« eine Hoffnung sein, die ihn auch physisch stärkt. In diesen Fällen ist das Wort jeweils ein bestimmtes Signal, das körperliche Vorgänge auslösen kann.
So arbeitet auch der Hypnotiseur mit dem Wort als wichtigstem Instrument. Daß auch Taubstumme zu hypnotisieren sind, zeigt eine Lücke in dieser sonst plausiblen Erklärung und ist der Beweis dafür, daß auch die Pawlowsche Theorie der Hypnose die wirklichen Vorgänge nur annähernd, aber nicht vollständig erklärt.
Der Hypnotiseur benutzt seine hypnotisierenden Worte als Signal: Er spricht sie in aller Bestimmtheit aus. Er sagt, was geschehen wird, und der Patient merkt, daß eben dies geschieht. Die Übereinstimmung zwischen den Behauptungen des Hypnotiseurs und dem tatsächlichen Geschehensablauf macht die Wirksamkeit der Suggestion aus. Selbst wenn der Patient erkennt, daß der Hypnotiseur nur den tatsächlichen Ablauf schildert, ihn also nicht herbeiführt, ist die Suggestion immer noch wirksam, denn sie wendet sich nicht an den Verstand, sondern an das Gefühl.
Das spielt sich etwa folgendermaßen ab: Der Patient liegt auf einem Ruhebett und schaut den Arzt an. Der Arzt hat ihm gesagt, er solle fest blicken, ohne mit den Augenlidern zu zwinkern. Dabei fangen die Augen zu tränen an. »Jetzt fangen Ihre Augen zu tränen an«, sagt darauf der Arzt. Dann werden die Lider schwer. »Jetzt werden Ihre Lider schwer«, sagt der Arzt. Sein Gesicht erscheint dem Patienten verschwommen. »Alles ist verschwommen«, sagt der Arzt. Und schließlich sagt er: »Jetzt schließen Sie die Lider, Sie werden zunehmend müder.«

Was abläuft – das Tränen und Brennen der Augen, das Niedersinken der Lider mit dem Gefühl der Schläfrigkeit – alles ist ganz natürlich, ist ein rein physiologischer Vorgang. Auf diesem Weg sinkt der Patient in einen hypnotischen Zustand – in einen Zustand, der ihn für weitere Wortreize empfänglich macht, weil das Bewußtsein nun auf diese Reize eingeengt ist.

Jetzt sagt der Arzt beispielsweise: »Lenken Sie die Aufmerksamkeit ganz auf Ihren Magen, auf nichts sonst. Sie fühlen, wie Ihr Magen warm wird ... « Der Patient fühlt es, er erlebt es. Das ist keine »Einbildung«: Man hat im Experiment gemessen, daß sich die Temperatur im Magen tatsächlich erhöht. Professor Kleinsorge sagt: »Bereits durch die bloße Vorstellung der Durchwärmung eines Körperteils tritt dort eine Mehrdurchblutung ein.« So erklärt sich etwa, warum bei Magengeschwüren durch Hypnose oft gute Heilerfolge zu erreichen sind. Denn oftmals entstehen Magengeschwüre durch eine lokale Mangeldurchblutung der Magenwand. Wird dort ein besserer Blutdurchfluß erzielt, ist die beste Voraussetzung für eine Heilung gegeben.

Doch das allein muß noch nicht den Erfolg bei einem Magengeschwür ausmachen. Bei einer gekonnt durchgeführten Hypnose läßt sich sogar ein Einfluß auf die Zusammensetzung des Blutes erreichen. Der Blutzuckerspiegel und der Kalziumspiegel – um nur zwei Möglichkeiten zu nennen – lassen sich in Hypnose verändern.

Aber die Hypnose kann noch mehr. Der polnische Chirurg Dr. R. Kobos vom Warschauer Zentrum für Ästhetische Chirurgie berichtet von einem Eingriff unter hypnotischer Schmerzbefreiung. Bei einem Patienten, der in einem schlechten körperlichen Zustand war und kaum eine herkömmliche Betäubung vertragen hätte, wurde durch Hyp-

nose völlige Schmerzfreiheit erzielt. Dabei trat noch ein weiterer Effekt auf. Dr. Kobos berichtet: »Als wesentlicher Vorteil der Operation unter Hypnose gilt die Möglichkeit, den Blutdruck in der operativen Wunde zu regulieren. Der Hypnotiseur kann die Blutung sogar völlig zum Stillstand bringen und dadurch den chirurgischen Eingriff schnell, präzis und fehlerfrei ablaufen lassen.«
Der Patient war in einer vorbereitenden Hypnose bereits auf diesen Zustand eingestellt worden. Man hatte ihn im hypnotischen Schlaf die Fingerspitze mit einer dicken Nadel durchstochen, ohne daß er den geringsten Schmerz verspürte. Was dann erfolgte, schildert Dr. Kobos so: »Nach Entfernung der Nadel sollte die Fingerspitze normalerweise stark bluten. Nun aber bewirkte ein entsprechendes Signal des Hypnotiseurs, daß die Blutung sofort aufhörte. Ein anderes Signal des Hypnotiseurs ließ das Blut wieder fließen. So wurde eine Art Schema für die Operation erarbeitet.«

Die Ethik läßt sich nicht ausschalten

Das Ereignis in Warschau war ein Experiment – so wie man auch experimentell damit begonnen hat, durch Akupunktur Schmerzfreiheit herbeizuführen. Aber sowohl die Akupunktur als auch die Hypnose sind Möglichkeiten, die in der Alltagsarbeit in den Kliniken noch kaum genutzt werden.
Häufiger sind Hypnoseanwendungen in der freien Praxis des psychotherapeutisch ausgebildeten Hypnosespezialisten. Im allgemeinen kann man nicht damit rechnen, daß

die erste Hypnosesitzung bereits zum Erfolg führt. Der Patient muß erst an die neue Art der Behandlung gewöhnt werden. Das kann zeitlich aufwendig und damit teuer werden.

Die Behauptung, daß manche Menschen nicht zu hypnotisieren seien, stimmt in dieser Form nicht. Generell läßt sich sagen, daß intelligente Menschen leichter zu hypnotisieren sind als dumme, ausgeglichene leichter als seelisch gestörte, psychisch intakte besser als Geisteskranke. Lange galt die Meinung, daß Geisteskranke überhaupt nicht zu hypnotisieren seien. Aber das war ein Vorurteil – weil die Ärzte nie geduldig genug waren. So gelang es einmal einem geduldigen ungarischen Psychiater, einen Geisteskranken tief zu hypnotisieren – in der 706. Sitzung.

Umstritten ist, ob man gegen seinen Willen hypnotisiert werden kann. Aber auch dazu erlaubt die Praxis eine klare Aussage.

Wer nicht hypnotisiert werden will, wer es ablehnt, der kann auch nicht hypnotisiert werden. Anders ist es mit jenem Patienten, der sich zwar auf die Couch des Hypnotiseurs legt, seinen suggestiven Wortsignalen jedoch innerlich Widerstand entgegensetzt – unter dem Motto: »Mal sehen, wer stärker ist, er oder ich.« Ein solcher Patient ist schwer zu hypnotisieren, aber er ist zu hypnotisieren, wenn der Psychotherapeut genügend Geduld aufbringt.

Oft wird darüber diskutiert, ob ein geschickter Hypnotiseur einen Menschen erfolgreich den Auftrag geben kann, später etwas gegen seinen Willen zu tun. Es gibt durchaus posthypnotische Anordnungen, die erst nach aufgehobener Hypnose wirksam werden. So könnte ein Arzt seinem Patienten suggerieren, täglich zu einem bestimmten Zeitpunkt eine Tablette einzunehmen. Der Patient würde es

nicht vergessen. Selbst wenn er schliefe, würde er aufwachen, um dieser Anordnung nachzukommen.
Was aber würde geschehen – und diese hypothetische Frage wird sehr oft gestellt –, wenn der Hypnotiseur dem Hypnotisierten den Auftrag erteilte, zu irgendeinem Zeitpunkt eine unmoralische oder unsittliche Handlung zu begehen, einen Diebstahl zu verüben oder gar zum Mörder zu werden?
Diese Fragen können von Hypnoseforschern sehr exakt beantwortet werden.
So berichtet der sowjetische Psychotherapeut Dr. K. K. Platonov: »Eine Versuchsperson, die stets sehr komplizierte Aufgaben löste, erhielt in der Hypnose einen Auftrag: ›Sehen Sie, X ist eingeschlafen. In seiner Brieftasche hat er viel Geld. Nehmen Sie es, er wird es nicht merken.‹ Die Versuchsperson blieb passiv. Die Suggestion wurde wiederholt und mit den Worten beschlossen: ›Ich befehle Ihnen, das Geld zu nehmen.‹ Da erwachte sie, obgleich sie vorher tief geschlafen hatte.«
Professor Berthold Stokvis erzählt von ähnlichen Versuchen, bei denen eine als besonders ehrlich bekannte Versuchsperson aufgefordert wurde, zu lügen. Eine andere sollte jemanden bestehlen, eine dritte öffentlich unanständige Worte aussprechen. Professor Stokvis sagt: »Ausnahmslos weigerten sich die Versuchspersonen entschieden, die Aufträge zu erfüllen. Sie waren später nur schwer zu neuen Experimenten zu überreden und versuchten sich hinter Ausflüchten wie Krankheit und Zeitmangel zu verstecken.«
In einer gemeinsamen Arbeit sagen die Psychotherapeuten Professor Dr. Hellmuth Kleinsorge und Professor Dr. Gerhard Klumbies (Jena): »In der Hypnose ist die Persönlichkeit des Betroffenen nicht ausgeschaltet. Mordbe-

fehle und ähnliches werden nicht ausgeführt, wie Beobachtungen und Experimente zeigen. Sexuelle Annäherungen stellen einen ausgesprochenen Weckreiz aus dem hypnotischen Schlaf dar. Wir mußten uns hiervon als gerichtliche Gutachter überzeugen.«

Wenn es trotzdem zu einem Mord in Hypnose kommen soll, dann lassen sich nur zwei Möglichkeiten denken. Einmal könnte der durch Hypnose zum Mord Beeinflußte ein ›latenter Mörder‹ sein, der zwar morden wollte, jedoch noch nicht genügend Mut aufbringen konnte. Zum anderen könnte er ausgenutzt werden, ohne von dem verbrecherischen Ziel zu wissen. (Etwa indem er unter der Suggestion, es sei Zucker, jemandem Gift in den Kaffee gibt.) Die zuerst genannte Möglichkeit ist nur eine Hypothese. Tatsächlich sind solche Fälle – auch wenn von ihnen geredet wurde – nie bekannt geworden. Zu der zweiten Möglichkeit schreiben Kleinsorge und Klumbies: »Die Erinnerungslosigkeit des Hypnotisierten, die den Anstifter schützen soll, erfüllt diesen Zweck nicht. Erforderlichenfalls läßt sich nämlich mittels einer neuen Hypnose die Erinnerungslosigkeit aufheben und die in einer früheren Hypnose erteilte Aufforderung aufdecken.«

Es ist offensichtlich eine allzu einfache Auffassung von Hypnose, wenn man ihr alles zutraut.

Ein Hypnosefehler mit überraschender Wirkung

Magie und geheimnisvolle Kräfte spielten bei dem Wiener Arzt Franz Anton Mesmer, mit dem die Geschichte des Hypnotismus Ende des 18. Jahrhunderts in Europa begann, noch eine große Rolle. Er strich Menschen mit Eisenstäben über den Körper und löste damit hypnotische Phänomene aus. Allerdings schrieb er diese Wirkungen dem Magnetismus zu, der nach seiner Meinung in jedem Wesen schlummere und durch die Eisenstäbe nur geweckt werde.

James Braid aus Manchester glaubte nicht an den Magnetismus, als er sich mit Mesmers Versuchen auseinandersetzte. Er erkannte, daß Suggestion eine Rolle spielte, wenn man eine Versuchsperson in einen schlafähnlichen Zustand versetzte. Diesen Vorgang bezeichnete Braid unter Verwendung des griechischen Wortes für Schlaf (hypnos) als Hypnose. 1842 berichtete er in einem Buch ausführlich über seine Technik; mit dem Ergebnis, daß jeder Kurpfuscher und Quacksalber nun als Hypnotiseur durch die Lande zog.

Doch die Saat ging langsam auf. In Frankreich ließ der berühmte Nervenarzt Jean Martin Charcot seine Assistenten Hypnose-Experimente durchführen. Bei ihm lernte Sigmund Freud diese Methode kennen. Eine Zeitlang beschäftigte er sich mit ihr, gab sie dann aber als für Heilungen ungeeignet wieder auf. Manche aufgeschlossenen Ärzte haben sich trotz der Ablehnung des großen Psychiaters der Hypnose zugewandt. Ihnen ist die Methode ein Rüstzeug geworden, mit dem manchen geholfen werden kann, denen sonst kaum zu helfen wäre.

Die Enuresis (Bettnässen) ist ein Leiden, das mit Medikamenten oftmals nicht zu heilen ist. Aber wie bei vielen Leiden deutet der therapeutische Mißerfolg mit Medikamenten darauf hin, daß eine Heilung durch eine Suggestivmethode möglich ist. In sehr wenigen Fällen bedarf es nicht einmal der Hypnosetherapie. Dann genügt es, dem Patienten ein Placebo, ein harmloses Scheinmedikament,

mitzugeben und ihm zu sagen, daß nach Einnahme der Tablette das Bettnässen nicht mehr auftreten wird.
Erfolgreicher ist zumeist eine Hypnose, die nicht einmal sehr tief zu sein braucht. Der Patient wird in einen leichten hypnotischen Schlaf versetzt, der ihn für Suggestionen empfänglich macht. In diesem Schlafzustand gibt ihm der Hypnotiseur beispielsweise den Auftrag, nachts mehrere Male zur Toilette zu gehen. Nach dieser Anordnung wird vom Hypnotiseur der hypnotische Schlaf aufgehoben, aber es bleibt der Auftrag, der nun stets ausgeführt wird, wie tief der Patient nachts auch schlafen mag.
Einer der großen Männer der deutschen Psychiatrie, der Berliner Professor Dr. Johann Heinrich Schultz (1884 bis 1970), erzählt in seinen Lebenserinnerungen, wie ihm ein ungewolltes Mißgeschick unterlief, als er eine Enuresis-Patientin von ihrem Leiden befreite. Das junge Mädchen war in Begleitung der Tante in der Sprechstunde erschienen, und in ihrer Gegenwart suggerierte Schultz der Patientin »jede Nacht dreimal zu bestimmter Stunde zu erwachen, das Bett zu verlassen und das Nachtgeschirr zu benutzen. Dann sollte sie ins Bett zurückkehren und weiterschlafen«.
Nach einigen Wochen kam die Tante des Mädchens erneut in die Sprechstunde. Schultz sagte ihr, wenn ein Rückfall eingetreten sei, müsse das junge Mädchen noch einmal zu ihm kommen. Aber die Tante schüttelte den Kopf und sagte: »Meiner Nichte geht es ja gut, aber ich muß nun auch jede Nacht um elf, um eins und um drei Uhr aus dem Bett.« Schultz konnte der geplagten Dame helfen: Er nahm die Suggestion – die von der sehr suggestiblen Tante bei der Hypnose ihrer Nichte mit aufgenommen worden war – wieder zurück.
Dieses Zurücknehmen bestimmter Suggestionen ist wich-

tig. In der Hypnose werden fast immer Hilfssuggestionen gegeben: »Sie schlafen, Ihr Arm wird schwer, Sie fühlen Wärme im Magen« und so fort. Diese Anordnungen müssen zurückgenommen werden, damit die therapeutische Suggestion – etwa das Verschwinden von Schmerzen – allein erhalten und wirksam bleibt.

Als junger Assistent in Frankfurt hat Schultz selbst einmal erlebt, wozu es führen kann, wenn eine in Hypnose erteilte Anordnung nicht zurückgenommen wird.

Es ging um ein Experiment, das besonders deutlich zeigen sollte, wozu die Hypnose fähig ist. Schultz legte einem jungen Handwerker eine Geldmünze auf den Handrücken und suggerierte ihm im hypnotischen Schlaf, die Münze sei glühend; sie werde zwar nicht Schmerzen, aber eine Verbrennung hervorrufen. Dabei geschah es: »Nach Abnahme der Münze zeigte sich nichts, und – Kunstfehler! – ich vergaß, die Suggestion aufzuheben. Als der junge Mann nach 14 Tagen wiederkam, erzählte er, jeden Morgen beim Erwachen bemerke er auf dem Handrücken eine Blase, die nicht schmerze und im Laufe des Tages wieder verschwände. Eine Gegensuggestion hob die Nachwirkung meiner Versäumnisse auf.«

Entwöhnung durch Hypnose?

Wie schwer es ist, sich das Rauchen abzugewöhnen, weiß jeder starke Raucher, der es einmal versucht hat. Mark Twain sagte es so: »Ich finde, es ist einfach, denn ich habe es mir schon ein paar dutzendmal abgewöhnt.« Dem anfänglichen Erfolg folgt meist der Rückfall.

Der Psychotherapeut Dr. Alfred Leidich in Bad Wiessee meint jedoch: »Die Hypnosebehandlung eines Patienten mit abnormem Nikotinmißbrauch bereitet im allgemeinen keine sehr großen Schwierigkeiten, wenn der Betroffene ernsthaft gewillt ist, mit dem Rauchen aufzuhören. Das Behandlungsprinzip besteht darin, den Patienten in Hypnose so weit zu bringen, daß ihm das Rauchen selbst keinen Spaß mehr macht und er daher darauf verzichtet.«

Von Professor Berthold Stokvis wird der Fall einer 38-jährigen Frau berichtet, die täglich 35 Zigaretten konsumierte. Obgleich ihr oftmals dabei übel wurde, konnte sie nicht davon lassen. Der Hypnosearzt suggerierte ihr, daß ihr bis zum Erbrechen schlecht würde, sobald sie sich eine Zigarette anstecke. Die Therapie – sechs Wochen lang drei Sitzungen je Woche – gelang: Der Frau wurde übel, sobald sie sich eine Zigarette ansteckte – und sie verlor auf Dauer den Geschmack am Rauchen.

Nach einem Bericht der polnischen Psychotherapeutin Professor Dr. Maria Szulc ließen sich durch Hypnose in einer großen Gruppe entwöhnungswilliger Raucher 63 Prozent das Rauchen abgewöhnen.

Wesentlich schwieriger ist eine Hypnoseentwöhnungskur bei Alkoholikern. Das liegt vor allem daran, daß langer Alkoholmißbrauch zu charakterlichen Veränderungen führt, die im fortgeschrittenen Zustand nicht wieder rückgängig zu machen sind. Eine Hypnosebehandlung – sie muß durchweg sehr intensiv betrieben werden – kann jedoch auch bei Alkoholikern im nicht allzu späten Stadium zum Erfolg führen. Professor Dr. Szulc konnte von 750 Trinkern, die entwöhnungswillig waren, sogar mehr als 70 Prozent heilen.

Auch bei Drogensucht lag die Zahl immer noch bei 60 Prozent, was eine überraschend hohe Erfolgsquote bedeutet.

Allerdings fehlen bei diesen Berichten genauere Angaben darüber, wie lang der Zeitraum war, über den eine Nachprüfung erfolgte.

Krankheiten, bei denen ein Versuch sich lohnt

So schwer Nikotin- und Alkoholmißbrauch auch wiegen – ihnen liegen keine organischen Erkrankungen oder Funktionsstörungen zugrunde, wenn auch derartige Leiden als Folgeerscheinung auftreten können. Aber selbst bei organischen Beschwerden kann in manchen Fällen die Hypnose zu einer Besserung oder sogar zu einer Heilung führen.

Dr. Leibig etwa stellt fest, es sei »im ersten Augenblick erstaunlich, daß auch periphere Durchblutungsstörungen, gleichgültig welcher Art, sehr gut auf Hypnose reagieren. Eventuell vorhandene Schmerzen lassen dabei fast immer nach«. Er sagt auch, daß es mit der Hypnose »in kürzester Zeit gelingt, selbst hartnäckige Stuhlverstopfungen zu beseitigen«. Professor Berthold Stokvis berichtet von Besserungen und Heilungen bei Bluthochdruck. Auch in Fällen, in denen eine objektive Besserung ausbleibt, kann es doch zu einem Verschwinden der subjektiven Beschwerden kommen. Allerdings muß die hypnotische Behandlung in unterschiedlichen Abständen (die zwischen sechs Monaten und einem Jahr liegen können) wiederholt werden.

Daß Hautkrankheiten, die lange jeder Behandlung getrotzt haben, unter Hypnose verschwinden, wird immer wieder von Psychotherapeuten berichtet. Wie eindrucksvoll das Ergebnis einer solchen Behandlung sein kann, schildert der sowjetische Wissenschaftler K. K. Platonov. In seine Klinik kam eine 20jährige Patientin, die seit ihrer Kindheit an nässendem Ausschlag litt, der über den ganzen Körper verteilt war und ihr Gesicht verunstaltete. Das belastete das unglückliche junge Mädchen so sehr, daß als Ausweg nur noch der Tod ersehnt wurde. Glücklicherweise war ein Selbstmordversuch vereitelt worden. Professor Platonov schreibt: »Die Hypnose bewirkte eine rasche Heilung. Das Hautleiden verschwand vollständig. Dieser Fall zeigt, wieviel eine sachkundig durchgeführte Hypnose leisten kann. Und zweifellos sind ihre Möglichkeiten noch längst nicht erschöpft.«

Es scheint, als ob nicht einmal berühmte Kapazitäten auf dem Gebiet der Hypnose die Möglichkeiten voll erkennen. Selbst ein Wissenschaftler wie Professor Stokvis meint: »Der Anwendung der Hypnose zum völligen oder teilweisen Ersatz von schmerzbetäubenden Mitteln darf meines Erachtens vom modernen Arzt keine allzu große Bedeutung beigemessen werden. Ich betone das im Gegensatz zu anderen, die sich in dieser Hinsicht einer Überschätzung hingeben.«

Der Mainzer Psychotherapeut Professor Dr. Dietrich Langen ist ganz anderer Ansicht als sein holländischer Kollege. Er sagt: »Ich weiß nicht, wodurch Stokvis zu seiner Meinung gekommen ist, aber die Tatsachen sprechen dagegen. Wir wissen aus Erfahrung, daß an manchen Patienten bei Operationen die Hälfte der Narkosemittel durch Hypnose eingespart werden kann. Und es gibt – wie beispielsweise Dr. Hengstmann in Hamburg beweist – Schmerzbefreiungen, die unter ausschließlicher Anwendung der Hypnose erfolgen.«

Dr. Heinrich Hengstmann hat nicht nur Migränepatienten von oft unerträglichen Schmerzen befreit, er hat das auch

bei Hirnverletzten (Granatsplitter) erreicht, wenn andere Methoden oder Medikamente keinen Erfolg brachten.
Er berichtet von einer Patientin, die an Blasenkrebs erkrankt war und unter äußerst starken Schmerzen zu leiden hatte. Eine Operation war – auch aufgrund des hohen Alters der Patientin – nicht möglich. In solchen Fällen kann man die Schmerzen durch Morphinspritzen beseitigen – aber um einen doppelten Preis: Unter den starken Morphingaben dämmert der Patient vor sich hin, und da die Dosen meist laufend erhöht werden müssen, ist eine Lebensverkürzung nicht auszuschließen. Oft gibt es leider keine andere Möglichkeit.
Dr. Hengstmann aber wandte bei seiner Patientin Hypnose an. Er sagt: »Die alte Dame wurde schmerzfrei, wenn auch nur für einige Tage. Aber es zeigte sich nach weiteren Hypnosen, daß die schmerzfreie Zeit immer länger wurde, bis sie sich auf Monate erstreckte. Dabei fühlte sich die Patientin ausgesprochen wohl, obwohl der inoperable Tumor langsam weiterwuchs.« Der Hamburger Psychotherapeut greift einen Ausdruck von J. H. Schultz auf und nennt diese Behandlung eine »hypnotische Leukotomie«; im Gegensatz zu der 1935 von dem Portugiesen Professor Dr. Egas Moniz erstmals durchgeführten chirurgischen Leukotomie, bei der Nervenbahnen durchtrennt werden, um dem Schmerz den Weg zum Zwischenhirn abzuschneiden, so daß er nicht wahrgenommen werden kann.
An diesem Beispiel zeigt sich, daß die Hypnose tief in körperliches und seelisches Geschehen eingreift und daß sie in ihren Wirkungen oft einer Operation gleichgesetzt werden kann. Klar wird dadurch auch, daß ein Laien-Hypnotiseur, der nicht über das Wissen eines Arztes und Psychotherapeuten verfügt, schwere Schäden hervorrufen kann. Nur durch den Fachmann sollte von Fall zu Fall fest-

gestellt werden, ob bei einem bestimmten Leiden die Hypnose angezeigt ist – und welche Technik anzuwenden ist. Unter diesen Voraussetzungen muß man die Symptome beurteilen, bei denen eine Hypnose heilend oder doch hilfreich wirken kann. Oftmals verursachen unterschiedliche Krankheiten gleiche Symptome. Maßgeblich ist aber stets die Krankheit, wobei die Diagnose von einem Arzt gestellt werden muß. So kann die folgende Aufzählung von Symptomen, die der Hypnose zugänglich sind, nur Anhaltspunkte für den Laien vermitteln:

Alkoholismus
Angina pectoris
Asthma
Bluthochdruck
Darmkoliken
Durchblutungsstörungen
Enuresis
Erbrechen
Fettsucht
Gallenkoliken
Hautleiden
Herzjagen
Impotenz
Kopfschmerzen
Magen- und Darmgeschwüre
Magersucht
Migräne
Nikotinmißbrauch
Nierenkoliken
Reizblase
Schlaflosigkeit
Schluckhemmungen
Schmerzzustände
Schwindel
Stottern
Verstopfung

Ablationshypnose – eine umstrittene Technik

Im Prinzip ähneln sich die Hypnosetechniken. Es gibt jedoch einige, die aus bestimmten Gründen über eine normal durchgeführte Hypnose hinausgehen. Zu ihnen gehört die von dem DDR-Psychotherapeuten Professor Dr. Gerhard Klumbies entwickelte Ablationshypnose (lateinisch ablatio = das Wegtragen), bei der – laut Klumbies – »die Hypnose dem Patienten wie ein Medikament nach Hause mitgegeben werden kann«.

Die Ablationshypnose wirkt nur nach eingehender Vorbereitung durch den Arzt, was meist einige Wochen dauert. Während dieser Zeit muß sich gezeigt haben, daß der Patient in eine tiefe Hypnose zu versetzen ist und daß ihm beispielsweise ein starker Schmerz hypnotisch genommen werden kann.

In der Ablationshypnose wird dem Patienten nun suggeriert, daß es ihm später zu jeder Zeit gelingen wird, sich selber in Hypnose zu versetzen, wenn er nur ein bestimmtes Zeichen ansieht. Professor Klumbies benutzt zu diesem Zweck ein Täfelchen, das eine bestimmte geometrische Figur in deutlich voneinander abgesetzten Farben trägt. Diese Farbfigur ist das Signal zum Eintritt der Hypnose. In der Vorbereitungszeit wurde dem Patienten beispielsweise suggeriert, daß die Ablationshypnose ihn jederzeit von seinen anfallsartig auftretenden Schmerzen befreie. Treten diese Schmerzen nun zu Hause auf, so blickt der Patient auf das Farbtäfelchen, sinkt in Hypnose und hat nach dem Erwachen keine Schmerzen mehr.

Das Erwachen ist ein etwas heikler Punkt dieser Methode: Der Patient muß sich selber einen Wecker stellen, dessen Klingeln ihn in die Wirklichkeit zurückführt. Das Erwachen auf diesen Reiz ist ihm vom Hypnotiseur suggeriert worden. Wenn nun aber der Wecker aus technischen Gründen versagt oder der Patient ihn aufzuziehen vergißt? Um allen Eventualitäten vorzubeugen, suggeriert Professor Klumbies seinem Patienten, daß er auch auf jeden Berührungsreiz aus der Hypnose erwacht.

Es ist natürlich auch möglich, eine solche Ablationshypnose auf eine Schallplatte oder auf ein Tonband auszurichten. Dann läßt der Patient den Tonträger laufen, hört die Stimme seines Hypnotiseurs, und der gesamte Ablauf der Hypnose erfolgt wie in der Praxis des Psychotherapeuten. Ein Nachteil ist, daß der Patient Tonträger und Abspielgerät in seiner Nähe haben muß. Auf Reisen etwa sind Bildtafel und Wecker bequemer mitzuführen.

Die Technik der Ablationshypnose wird von manchen Psychotherapeuten abgelehnt. Sie meinen, daß aus Gründen der Gefahrenreduzierung eine Hypnose nur während des direkten Kontaktes vom Hypnotiseur zum Hypnotisierten durchgeführt werden sollte.

8. Autogenes Training

Eine gefahrlose selbsthypnotische Übung

Anfang der zwanziger Jahre arbeiteten Professor Dr. J. H. Schultz und seine Mitarbeiter – zuerst in Jena, dann in Dresden – intensiv auf dem Gebiet der Hypnosetherapie. Dabei stellte sich heraus, daß in der Hypnose von allen Patienten besonders zwei Empfindungen gespürt wurden: Schwere und Wärme. Es waren aber nicht nur Empfindungen, sondern ganz reale Vorgänge, die sich messen ließen. Bei dem Schweregefühl entspannten sich die Muskeln und während des Wärmegefühls waren die Blutgefäße erweitert, ohne daß dies dem Patienten besonders suggeriert worden war.

Schultz erkannte, daß Wärme- und Schweregefühl zwar als Nebenerscheinungen auftraten, jedoch für jeden beginnenden Hypnosevorgang wesentlich waren. Sie zeigten an, daß der Patient sein Bewußtsein eingeengt hatte, daß er ganz auf sich selbst konzentriert war. Es war, als habe sich zwischen den Hypnotisierten und alle Außenreize eine Wand geschoben. Das Wechselspiel zwischen Reiz und Reizbeantwortung war aufgehoben; die Gedanken waren nach innen gerichtet. Der Körper konnte sich entspannen, weil der Hypnotisierte »abgeschaltet« hatte.

Schultz folgerte, daß der Hypnotiseur nur einen Weg wies, den der Patient jedoch selber gehen mußte. Er fragte sich, ob es nicht möglich sei, diesen Zustand der völligen Entspannung ohne Hypnotiseur nur durch die Konzentration des Patienten herbeizuführen.

Es stellte sich bald heraus, daß es möglich war. In diesem entspannten Zustand trat sogar ein, was bislang nur durch Hypnose erreicht wurde, etwa Schmerzdämpfung oder -befreiung. Aber der Patient mußte erst einmal üben, ehe ihm die Selbstentspannung gelang. Schultz nannte die neu entwickelte Methode »autogenes Training«, eine Übung, die man selbst verwirklichen kann (griechisch autogenés = aus sich selbst entstehend). An die Stelle der Suggestion durch den Hypnotiseur war die Konzentration des Übenden getreten.

Seither ist immer wieder – ohne Erfolg – versucht worden, das autogene Training abzuwandeln oder gar zu verbessern. Welchen Rang die Methode nach Schultz heute einnimmt, sagt der Heidelberger Psychotherapeut und Schultz-Schüler Dr. Karl Robert Rosa: »Das autogene Training ist bis heute die beste und obendrein gefahrlose Methode einer selbsthypnotischen Übung.« Man müßte also annehmen, daß besonders Ärzte ihre Patienten auf diese Methode hinweisen, aber Dr. Rosa klagt: »Die meisten Ärzte gehen achtlos an dieser erprobten Therapie vorbei.« Nur weil dies so ist, muß das autogene Training heute noch als eine Methode am Rande der Medizin bezeichnet werden. Charakteristisch ist, was Dr. Rosa festgestellt hat: »Ich selbst habe wiederholt hören müssen, daß Patienten unter meinen Schülern von ihren Hausärzten höhnisch oder kühl-skeptisch gefragt wurden: ›Ja glauben Sie denn daran? Das ist doch Blödsinn.‹«

So aber urteilen Menschen, die das autogene Training er-

lernt haben und es ausüben: »Jahrelang litt ich unter Schlaflosigkeit, aber jetzt schlafe ich ohne Medikamente jede Nacht tief und fest.« – »Die Herzattacken, unter denen ich lange litt, treten nicht mehr auf.« – »Ich war völlig dem Alkohol verfallen, aber jetzt rühre ich keinen Tropfen mehr an, ohne daß es mir etwas ausmacht.« – »Meine Asthmaanfälle treten nur noch selten auf und lassen sich dann durch das autogene Training schnell beheben.« – »An meine ständigen Magenschmerzen erinnere ich mich nur noch wie an einen bösen Traum.«
Der Psychotherapeut Dr. Alfred Leibig meint: »Der Personenkreis, der für das autogene Training in Frage kommt, fällt ungefähr mit dem für eine hypnotische Behandlung zusammen. Besonders geeignet sind Kranke mit funktionellen Störungen. Das autogene Training hat dabei eine ähnliche, wenn auch häufig etwas schwächere Wirkung als die Hypnose.«

»Ich bin ganz ruhig, gelassen, gelöst«

Wie bei der Hypnose, so gilt auch beim autogenen Training der Grundsatz: Es wirkt fast nur, wenn der Patient oder der Übende motiviert ist. Man muß von Anfang an ein Ziel im Auge haben, nur »zum Spaß« ist kaum ein Erfolg zu erreichen. Dabei muß es nicht immer um die Linderung von Krankheit und Schmerzen gehen. Wer seine Leistungsfähigkeit auf körperlichem und geistigem Gebiet erhöhen will, wer sein Gedächtnis stärken oder sein Selbstbewußtsein steigern möchte, der findet im autogenen Training die Möglichkeiten dazu.

Es ist nicht schwierig, sich die Methode anzueignen, wenngleich sich gezeigt hat, daß ein gewisser Grad von Intelligenz vonnöten ist. Wer jedoch ein Kreuzworträtsel mittleren Schwierigkeitsgrades lösen kann, der findet auch den Weg zum autogenen Training. Nervöse haben es meist ein wenig schwerer, sich auf sich selber zu konzentrieren, aber das ist nicht von grundsätzlicher Bedeutung. Geisteskranke und Menschen mit schweren seelischen oder geistigen Störungen gehören jedoch nicht zu dem Kreis, für die die Schultzsche Methode geeignet ist.
Vergegenwärtigen wir uns nun die wichtigsten Schritte des autogenen Trainings: Um die Außenreize einzuschränken und um sich ganz in sich selbst zu versenken, sollte man für die Übungen einen Raum wählen, in dem man möglichst ungestört ist. Fenster und Türen sind zu schließen, um Lärm fernzuhalten. Es wäre auch nicht günstig, einen Raum zu wählen, in dem jederzeit das Klingeln des Telefons die Stille unterbrechen kann.
Wichtig ist die Haltung, die der Übende einnimmt. Am bequemsten ist es zweifellos, die Übungen im Liegen auszuführen. Dazu legt man ein Kissen so unter den Kopf, daß die Hals- und Nackenmuskeln entspannt sind. Die Arme werden locker zur Seite genommen. Die Hände liegen mit den Innenflächen nach unten neben den Beinen. Die Beine sollen nicht ganz geschlossen sein; die Fußspitzen zeigen ein wenig nach außen, ein Zeichen für eine unverkrampfte Haltung.
Man kann aber auch eine Sitzhaltung wählen. Dabei haben sich zwei Möglichkeiten als die günstigsten herausgestellt: Man setzt sich recht bequem in einen Lehnstuhl mit hoher Rückenlehne, die auch den Kopf stützt. Ein weiches Kissen in der Kreuzgegend entspannt den Rücken. Die Unterarme ruhen ganz zwanglos ein wenig ange-

winkelt auf den Lehnen. Die Füße stehen gerade auf dem Boden; die Knie fallen leicht nach außen. Oder man wählt die »Droschkenkutscherhaltung« (von der J. H. Schultz sagt, sie sei in Rodins Statue »Der Denker« künstlerisch vorweggenommen), bei der man mit jedem Stuhl und jedem Hocker auskommt. Man setzt sich nicht allzu breitbeinig auf einen Stuhl, der Oberkörper ist leicht vorgeneigt, ohne daß der Bauch gepreßt wird. Die Unterarme ruhen auf den Oberschenkeln; die Hände hängen herab, berühren sich aber nicht. Wichtig ist stets eine Kleidung, die nicht beengt (Gürtel, Kragen, Schlips) und die leicht ist, so daß man sich bequem entspannen kann.

Sind diese Voraussetzungen gegeben, schließt der Übende die Augen, um auch jeden Lichtreiz von sich abzuhalten. Außerdem haben Entspannung und Schließen der Augen eine enge innere Beziehung: Wer müde wird, dem fallen die Augen zu – und wer einige Zeit die Augen geschlossen hält, der spürt eine wohlige Müdigkeit in sich aufsteigen (ohne daß er in Schlaf versinken muß).

Bis zum Schließen der Augen ist alles nur eine einfache Entspannungsübung. Sie geht dem autogenen Training voraus, aber sie ist noch nicht das autogene Training. Es beginnt, wenn zur Entspannung die Konzentration hinzukommt, wenn man sich ganz auf sich selber konzentriert.

Das geschieht so: In entspannter Haltung mit geschlossenen Augen denkt man nur das eine: »Ich bin ganz ruhig, gelassen, gelöst.« Man spricht es nicht vor sich hin, man denkt es nur; und man denkt es gelassen, nicht mit vor Anstrengung gerunzelter Stirn. Man »fühlt in sich hinein«, während man die Formel denkt. Daß es eine Formel ist, bedeutet: Jetzt und in Zukunft wird man stets diese Worte denken und sie nicht durch andere ersetzen, und seien sie noch so ähnlich. Das gilt übrigens für alle Denk-

formeln während aller Übungen, bis dann – nach Monaten – in der Oberstufe des autogenen Trainings diese Formeln auf einzelne Wörter eingeengt werden können.
Wenn man kurze Zeit so dagelegen oder gesessen und die Formel gedacht hat, dann fühlt man, wie die Muskeln erschlaffen, wie Verkrampfungen sich lösen. Das gelingt vielleicht nicht am ersten Tag; vielleicht gelingt es erst nach einer Woche. Aber es gelingt.
Man soll die Wirkung nicht mit Gewalt herbeiführen wollen. Der Begriff Training ist so wichtig wie der Begriff autogen: Man muß üben, wenn man etwas erreichen will. Am besten versucht man es täglich dreimal: morgens, nach dem Mittagessen und vor dem Schlafengehen; und jeweils nur für zwei oder drei Minuten.

Übungen, die man zurücknehmen muß

Ist diese Übung richtig eingeübt, beginnt die nächste. Wieder fängt man mit der Formel »Ich bin ganz ruhig, gelassen, gelöst« an. Ist die Entspannung eingetreten, denkt man: »Mein rechter Arm ist ganz schwer« (Linkshänder wählen den linken Arm). Auch diese Formel übt man dreimal täglich ein – möglichst nicht länger als eine Zeitspanne von einer Minute. Bald wird man die Schwere spürt. Manche verspüren dabei auch ein »Kribbeln« im Arm, das meist von der Hand oder vom Handgelenk ausgeht und sich weiter zum Ellenbogen hin fortsetzt. In anderen Fällen spürt der Übende ein Gefühl, als ob sein Arm leicht anschwillt. Mit diesen Empfindungen hat die Übung ihren Zweck erreicht und ist zu Ende.

Damit ist noch lange nicht das Ziel des autogenen Trainings erreicht, aber es ist ein weiterer Schritt auf dieses Ziel hin getan. Hat man es erreicht, wird man in der Lage sein, beispielsweise das Gedächtnis zu stärken, die Persönlichkeit zu festigen und zu entfalten oder auch Schmerzen und Leiden einzudämmen.
Die Schwere-Suggestion, die man sich selber erteilt, ist eine Hilfssuggestion. Derartige Suggestionen müssen oftmals am Ende jeder Übung – wie auch in der Hypnosetherapie – zurückgenommen werden. Das Zurücknehmen geschieht auch formelhaft und in einem festgelegten Ablauf. Zuerst denkt man intensiv »Arm fest« und beugt und streckt den Arm danach sofort sehr kräftig. Dann denkt man »tief atmen« und führt auch dieses intensiv aus. Und endlich denkt man »Augen auf« und öffnet die Augen.
Würde man die Schwere im Arm nicht zurücknehmen, könnte sie unter Umständen tagelang bestehenbleiben und sogar auf andere Gliedmaßen übergreifen. Dagegen kann die allererste Formel »ruhig, gelassen, gelöst« bestehenbleiben, weil sie ein allgemeines Gefühl der Gelassenheit bewirkt, das nur nützen und nicht schaden kann.
Beherrscht man die Schwere-Übung und die Rücknahme vollkommen, kann man eine weitere Formel anwenden, die in Verbindung mit den vorhergehenden noch tiefer in die Entspannung führt. Diese nächste Formel heißt: »Mein rechter Arm ist ganz warm.« Diese Formel braucht nicht zurückgenommen zu werden, da das Wärmeerlebnis auf Erweiterung der Blutgefäße beruht, die nach der Übung von selber zurückgeht.
Es gibt noch andere ähnliche Übungen, die immer tiefer in das Erlebnis des autogenen Trainings einführen. Sie alle müssen beherrscht werden, sonst bleibt alles wertloses Stückwerk. Deshalb kann diese Beschreibung nicht eine

Art Mini-Kursus sein, sondern nur eine theoretische Einführung. Es ist der große Fehler so mancher Bücher über das autogene Training, daß sie beim Leser den Eindruck erwecken, er könne aus ihnen die Methode erlernen. Das aber ist nicht der Fall!
Professor Dr. Dietrich Langen sagt: »Für die Erlernung des autogenen Trainings braucht man unbedingt einen sachkundigen Arzt. Es kann sonst aus unterschiedlichen Gründen zu recht unangenehmen Komplikationen kommen.« Auch Professor Dr. J. H. Schultz hat immer wieder auf diese Tatsache hingewiesen.
Der Pfarrer und Psychotherapeut Dr. K. Thomas berichtet: »Ein Kursusteilnehmer hatte gegen das ausdrückliche ärztliche Verbot das autogene Training seiner Ehefrau weitervermittelt, aber die danach stets einsetzenden Kopfschmerzzustände nicht beachtet. Eines Nachts setzten bei seiner Frau nach dem Üben lebhafte Halluzinationen ein, so daß er mich sofort anrief. Ich mußte die Frau in eine Nervenklinik bringen.«
Keinen Schaden kann es verursachen, wenn man nur bis zu der Formel »Ich bin ganz ruhig, gelassen, gelöst« vordringt. Schon damit erreicht man nach einiger Übung, daß Unrast und Nervosität weichen.
Wer das autogene Training erlernen will, hat zwei Möglichkeiten: Er kann es in der Gruppe oder als einzeln in der ärztlichen Praxis Übender versuchen. Professor Dr. J. H. Schultz meinte, daß der Lernverlauf durch Arbeit in Gruppen »deutlich gefördert« werden könne, und sein Schüler Dr. Karl Robert Rosa schreibt: »Die Unterrichtung in der Gruppe profitiert von einem bekannten Gruppengesetz, nämlich der Verstärkung in der Gruppe.« Die Ärztin Dr. Gisela Eberlein, Leverkusen, berichtet von positiven Erfahrungen mit Kursen in autogenem Training an

Volkshochschulen, an denen im Laufe von Jahren insgesamt mehr als 11 000 Hörer teilgenommen haben.
Für manche ist die Arbeit in der Gruppe dennoch weniger geeignet. Kommt es hier für sie nicht zu einem positiven Ergebnis, nehmen sie leicht an, daß das autogene Training für sie nicht die richtige Methode sei. Schultz-Schüler Dr. Heinrich Hengstmann hält für sie einen Trost bereit: »Auch wer in der Gruppe nicht zum Ziel kommt, hat immer noch alle Chancen, das autogene Training im Einzelunterricht zu erlernen.«

9. Yoga

Eine Sammlung von Turnübungen oder mehr?

Indiens erster Ministerpräsident, Jawaharlal Nehru, bekannte einmal: »Ich führe schon seit vielen Jahren bei jeder Gelegenheit einige der leichteren Yoga-Übungen aus. Ich habe nie bezweifelt, daß sie mir sehr geholfen haben, zumal ich oft unter Bedingungen leben mußte, die für Körper und Geist ungesund waren.«

Die Methoden, die Nehru praktizierte und die heute im Westen neu entdeckt werden, sind in Indien zum erstenmal vor etwa 1500 Jahren aufgezeichnet worden. Ihre mündliche Überlieferung dürfte noch sehr viel weiter zurückreichen. Auf dem Weg von ihrer ursprünglichen Quelle bis zum Yoga-Kursus auf dem Fernsehschirm haben die Yoga-Praktiken einige Wandlungen erfahren. Was sich heute als Yoga anbietet, ist oft kaum mehr als eine abendländische Überarbeitung und Verballhornung der ursprünglichen Ideen. Denn Yoga ist Mode geworden.

Schon 1957 stand dieses Thema auf einem Internationalen Kongreß für Neurophysiologie in Brüssel zur Debatte. Einige Forscher legten Ergebnisse vor, die sie in Indien gewonnen hatten. Sie hatten dort Pulsschlag und Atem von Yogis während einiger Übungen gemessen. Das Ergebnis war erstaunlich. Da fanden ich Yogis, die im Zustand der Entrückung nur vier- bis sechsmal in der Minute ein- und ausatmeten – und das bis zu einer halben Stunde. Einige der Yogis konnten auch ihren Herzschlag willkürlich regulieren; dabei sackte die Pulsfrequenz auf 24 in der Minute ab, also auf weniger als ein Drittel der normalen Frequenz.

Die westlichen Wissenschaftler konnten nur registrieren, was geschah. Tiefer in das Yoga-Geheimnis eindringen konnten sie nicht.

Aber selbst bei denen, die in den Übungen Erfahrungen haben, kommt es zu unterschiedlichen Antworten auf die Frage, was Yoga eigentlich bezwecken soll. Kareen Zebroff, die in Kanada und in Deutschland Yoga-Kurse im Fernsehen durchgeführt hat, meint: »Yoga ist nicht einfach eine Sammlung von Turnübungen. Im Gegenteil: Turnübungen beschäftigen sich hauptsächlich mit der Muskulatur, Yoga mit dem Wohlbefinden der Organe.« Dagegen meint der indische Yoga-Kenner und Arzt (er hat in Deutschland Medizin studiert) Dr. G. S. Mukerji: »Es gibt Yoga-Haltungen, die alle Körpermuskeln beanspruchen.« Und: »Bei den Yoga-Übungen sind auch physiologische Vorgänge in den Körperorganen und besonders in der Muskulatur zu erwarten.«

Man kann sich leicht davon überzeugen, daß solche Vorgänge nicht nur zu erwarten sind, sondern auch eintreten. Dazu braucht man nur eine der einfachsten Yoga-Übungen auszuführen: Man setze sich in den Schneidersitz. Der Arzt und Yoga-Fachmann Dr. Wladimir Lindenberg erzählt, wie er dies als »fünfzigjähriger, wohlbeleibter, bequemer, steifer, körperlich träger Europäer« versucht hat: »Diese Prozedur glich bereits einer mittelalterlichen Tortur. Als ich nach zwanzig Sekunden die Beine aus dem Schneidersitz wieder in eine manierliche Stellung brachte, glaubte ich, daß alle Gelenke zerrissen seien. Das alte Skelettgerippe krachte in allen Fugen.« Das Ergebnis war ein veritabler Muskelkater am nächsten Tag.

Seinen Yoga-beflissenen Patienten gibt Dr. Lindenberg den Rat: »Üben Sie anfangs mehrmals am Tage eine bis zwei Minuten. Schon nach wenigen Tagen kann man die Zeiten verlängern, bis der ›bequeme‹ Sitz wirklich bequem und gelassen geübt werden kann.«

Bescheiden anfangen führt zum Erfolg

Die Yoga-Übungen sind nicht hierzulande entdeckt worden. In Indien – wo man in entlegenen Gebieten noch heute keine Stühle kennt – hat man seit alters her im Schneidersitz auf dem Boden gesessen. Der Europäer fragt sich, warum er sich überhaupt im Schneidersitz auf den Boden setzen soll. Einleuchtend ist, daß man dadurch gelenkiger werden kann. Aber das ist nicht die Erklärung, die im Yoga gegeben wird – das ist eine westliche Erklärung.

Was hier Yoga genannt wird, das ist nur ein Teil der Yoga-Lehre, willkürlich aus dem Gesamtgebäude herausgebrochen. Im Westen enthalten Yoga-Kurse fast nur Körper- und Atemübungen. In Indien aber sind diese Übungen zwei von sieben bis acht (je nach Zählweise) Stufen zu den Zielen des Yoga. Wladimir Lindenberg meint: »Wer nur die im Westen gebräuchlichen Yoga-Methoden anwendet, geht einen falschen Weg.«

Der Weg, den der indische Yogi gehen muß, wenn er sein Ziel erreichen will, ist sehr viel anspruchsvoller, als der, der in Fernsehkursen gelehrt wird. Es beginnt damit, daß man sich fest entschließen muß, die »fünf großen Gebote« zu beachten: nicht töten, nicht lügen, nicht stehlen, nicht unkeusch sein, keinen Besitz anhäufen. Dann folgt die Einübung in das Yoga mit bestimmten Reinigungsvorschriften, Gebeten und der Ergebenheit in Gottes Willen. Danach erst kommt, was bei uns als Hauptpunkt angesehen wird: die Übungen der Körperhaltungen und der Atemregulierung. Schließlich folgen Stufen der Meditation, des Sich-Zurückziehens von den irdischen Dingen und der tiefen Versenkung, bei denen sich die Seele von der Materie löst und mit dem Göttlichen eins wird.

Doch auch in Indien verfügen nur wenige über die starke innere Kraft, diesen Weg bis zum Ende zu gehen. Die Yogis versuchen es zumindest. Aber ganz allgemein ist man auch dort schon dazu übergegangen, die 84 Stellungen der Körperübungen für sich zu sehen. In indischen Schulen sind sie oft die Grundlage der Leibeserziehung. Daran kann sich der Europäer halten, wenn er etwas für seinen Körper tun will. Denn daß die Yoga-Übungen nach modernem Sprachgebrauch »fitness«-Übungen sind, ist weithin unbestritten. Es gilt jedoch auch hier, daß alle Übertreibungen von Übel sind.

Man sollte bescheiden anfangen – am Morgen, noch vor dem Aufstehen. Die einfachste Yoga-Übung besteht darin, locker im Bett zu liegen, tief ein- und auszuatmen und dann jeden Muskel von der Zehenspitze bis hinauf in den Nacken anzuspannen, so daß der ganze Körper mit angespannten Muskeln daliegt. Nach zehn bis zwanzig Sekunden entspannt man die Muskeln in der umgekehrten Reihenfolge. Dann bleibt man, unter ruhigem Atmen, noch wenige Minuten völlig entspannt liegen. Auch die Gedanken sollten entspannt sein. Wer weiter fortgeschritten ist, kann sich während der Entspannungsübung eine Blume oder ein Blatt so vorstellen, daß er sie als deutliches Bild sieht und seine Gedanken auf nichts anderes gerichtet sind.

Danach sollte man sich mit einer Bauchlage-Übung beschäftigen, am besten auf dem Teppich oder auf einer Wolldecke als Unterlage. Man legt sich völlig entspannt der Länge nach hin. Die Hände sind neben den Schultern auf den Boden aufgestützt. Nun drückt man mit Händen und Armen den Oberkörper langsam hoch, den Kopf im Nacken. Eine oder zwei Minuten verharrt man tief atmend in dieser Stellung. Wer jedoch dabei Kopfschmerzen verspürt oder wem es gar dunkel vor den Augen wird, der läßt den Oberkörper wieder sinken. Durch diese Übung soll die Wirbelsäule elastisch gemacht werden. Es heißt auch, daß Schulter- und Nackenschmerzen günstig beeinflußt werden.

Einen Schritt weiter führt eine andere Übung: Man legt sich wieder wie zuvor auf den Boden. Jetzt winkelt man die Unterschenkel an und greift mit den Händen nach hinten, bis man die Fesseln erfaßt.

Bei diesen – wie bei allen Yoga-Übungen – ist es wichtig, daß sie nicht zur Verkrampfung führen. Wenn Schmerzen auftreten, ist die Übung sofort zu beenden. Sie sollte ohnehin nie lange ausgedehnt werden; am Anfang sind zehn oder fünfzehn Sekunden schon eine sehr gute Zeit. Man wird dann von Tag zu Tag Fortschritte machen.

Wer etwa im Schneidersitz bequem mit gerade aufgerichteter Wirbelsäule sitzen kann, sollte mit Atemübungen beginnen, die im Yoga eine wichtige Funktion erfüllen. Im Schneidersitz – vielleicht anfangs noch mit dem Rücken

an die Wand gestützt – muß man zuerst entspannen. Dann atmet man durch die Nase so tief wie möglich ein. Wichtig ist die Bauch- und Zwerchfell-Atmung, bei der nicht nur der Brustkorb sich bewegt, sondern auch der Bauch eingezogen und herausgedrückt wird.
Einige Yogis meinen, man solle für einige Sekunden den Atem nach dem Einatmen anhalten. Andere halten ein fließendes Atmen für günstiger. Jeder sollte für sich probieren, was ihm mehr zusagt. Auf keinen Fall aber sollte der Atem gepreßt werden; auch wenn man ihn anhält, muß man ein freies Gefühl in der Brust haben. Vor allem: langsam atmen.

Hilfe bei funktionellen Störungen

Je ungeübter man ist, desto mehr merkt man, wie bei jeder Übung das Herz schneller klopft und der Kreislauf angeregt wird. Deshalb sollten Herzkranke vorsichtig sein und mit den Übungen nicht beginnen, bevor sie mit ihrem Arzt Rücksprache gehalten haben. Denn unter Umständen sind Yoga-Übungen nicht ganz gefahrlos. Dr. Mukerji meint, daß »anfänglich erheblichere Rückwirkungen auf Herz, Kreislauf und Atmung sowie die Durchblutung der Eingeweide zu erwarten sind, die eine Belastung für die betroffenen Bezirke darstellen. Bei kranken Personen können solche Belastungen Gefahren mit sich bringen.« Was für Kranke gilt, das gilt auch für Menschen, die unter Altersbeschwerden leiden.
In Indien empfehlen viele Ärzte ihren Kranken jeweils bestimmte Übungen, die sich aus Erfahrung als hilfreich

erwiesen haben. Bei Asthma und bei Lungenemphysem, bei Nieren- und Blasenerkrankungen, bei Durchblutungsstörungen des Gehirns und bei Gelenkerkrankungen – um nur einige zu nennen – sollen sich Yoga-Übungen bewährt haben.
Solche Angaben beruhen jedoch nur auf Erfahrungen, die wissenschaftlich nicht genügend untermauert sind. In »Yoga und unsere Medizin« schreibt Dr. W. Spiegelhoff: »Es müssen noch in großem Umfang Untersuchungen vorgenommen werden, um die physiologische Wirkung der Haltungen und der Atemübungen zu erfassen. Erst wenn diese Grundlagen geschaffen sind, kann man darangehen, auf die Beeinflussung krankhafter Zustände zu schließen oder sie experimentell nachzuweisen. Es liegen noch nicht genügend Erfahrungen über den Einfluß von Yoga-Haltungen auf Krankheitszustände vor. Daher ist es auch noch nicht möglich, eine Liste von Krankheiten aufzustellen, bei denen Yoga angezeigt ist oder wo abzuraten wäre.«
Es wird allzu wenig darauf hingewiesen, daß die Yoga-Übungen in ihrer tieferen Bedeutung nur Mittel zum Zweck sind – und daß der Zweck nicht körperliche Ertüchtigung, sondern geistige Reife bis zum Einswerden mit dem Göttlichen ist. Deshalb meint Dr. Wladimir Lindenberg: »Wer glaubt, die Yoga-Übungen in typisch abendländischer Gesinnung zu gesundheitlichen oder leistungssteigernden Zwecken benutzen zu können, der möge in einen Sportverein eintreten oder das autogene Training üben.«

10. Psychosomatik

Liebe, die lähmt

In einer Bombennacht des Jahres 1943 wurde die 23jährige Annegret L. von einer einstürzenden Hauswand bis zu den Hüften verschüttet. Als man sie nach Stunden aus den Trümmern ausgrub, versagten ihr die Beine den Dienst.

Diese Lähmung blieb. Annegret L. wurde bestrahlt und erhielt Massagen. Man fütterte sie mit Medikamenten, aber eine Besserung, geschweige denn eine Heilung, trat nicht ein.

Vielleicht wäre Annegret L. noch heute gelähmt, wenn sie nicht das Glück gehabt hätte, einige Jahre nach dem Krieg in eine Marburger Klinik zu kommen, deren Leiter ein bekannter Psychotherapeut war. Er sah das offensichtlich organische Leiden – und glaubte dennoch nicht an das, was er sah. Behutsam sprach er mit der jungen Patientin, bis sie ihm ihre seelischen Probleme aufdeckte. Und der Arzt ging mit ihr den Weg zurück bis in die Kindheit.

Annegret war als einziges Kind von der Mutter verwöhnt worden. Als der Vater früh starb, übertrug die Mutter alle Liebe, deren sie fähig war, auf das Töchterchen. Sie hatte nur den einen Gedanken: Ohne mich wäre Annegret hilflos und verlassen. Die Liebe der Mutter wurde dem Mädchen zur Last. Wenn die Schule zu Ende war, wartete die Mutter vor dem Tor. Die anderen Kinder tobten die Straße hinab; Annegret ging gefügig an der Hand der Mutter. Die Abhängigkeit blieb. Auch als junges Mädchen fand Annegret nicht die Kraft, sich gegen die Umklammerung durch die mütterliche Liebe zu wehren. Sie fühlte sich wie gelähmt. Dann kam der Bombenangriff und die Verschüttung. Sie löste nur aus, was längst in der Seele des Mädchens verborgen lag: Die seelische Lähmung wurde aus einem dramatischen Anlaß zu einer körperlichen Lähmung.

Nur für den Laien klingt ein solcher Fall konstruiert. Psychotherapeuten wissen, daß derartige Fälle nicht eben selten sind. Daß bei Annegret L. die Verschüttung nur der auslösende Faktor war, wurde sehr bald bewiesen: Die Lähmung konnte durch eine psychotherapeutische Behandlung völlig beseitigt werden.

Es war ein Unglück für die Patientin, daß jahrelang die körperlichen Symptome behandelt wurden, bevor ein Psychotherapeut die dahinterliegenden seelischen Ursachen aufspürte. Aber schon vor mehr als 2000 Jahren klagte der griechische Philosoph Plato in seinem Dialog »Charmides«: »Der größte Nachteil bei der Behandlung von Krankheiten ist es, daß es Ärzte für den Körper und Ärzte für die Seele gibt, wo doch beides nicht voneinander getrennt werden kann. Aber gerade dies übersehen unsere Ärzte, und darum mißlingen Heilungen ihnen so oft ... «

Medizin für Körper und Seele

Die Verbindung zwischen der Medizin für den Körper und der Medizin für die Seele versucht heute die psychosomatische Medizin herzustellen. (Griechisch psyche = Seele, soma = Körper.) Der Begriff wurde vor gut 150 Jahren zum ersten Mal von dem deutschen Psychiater Heinroth geprägt, hat sich jedoch erst in den letzten Jahrzehnten allgemein durchgesetzt. Die psychosomatische Medizin ist als Reaktion auf eine allzu einseitig materialistisch ausgerichtete Medizin entstanden und stellt das Seelische als Krankheitsursache in den Mittelpunkt ihrer Arbeit. Vorwiegend sucht sie die seelischen Ursachen bei Krankheiten, die gemeinhin als reine Organveränderungen aufgefaßt werden. Aber sie nimmt sich darüber hinaus auch der Leiden an, die ein körperliches Erscheinungsbild aufweisen, ohne daß ein krankhafter organischer Befund nachzuweisen ist.

Man kann die Psychosomatik kaum als ein Spezialfach der Medizin auffassen. Sie ist eher eine ärztliche Grundhaltung, die die Vielfalt von Krankheitsursachen bei starker Betonung der seelischen Komponente akzeptiert. Daraus resultiert, daß auch in der Therapie auf Körper und Seele gleichzeitig eingewirkt wird, daß also neben dem Medikament die psychotherapeutische Behandlung stehen muß.

Heute gibt es bereits mehr als 10 000 Publikationen über die Psychosomatik; es gibt wissenschaftliche psychosomatische Gesellschaften in nahezu allen Industrieländern; in Deutschland wurde die erste psychosomatische Universitätsklinik 1948 von Professor Dr. Alexander Mitscherlich in Heidelberg gegründet. Aber noch 1973 klagte Mitscherlich über den »Stiefkind-Status« der psychosomatischen

Medizin, dergegenüber die Ärzte reserviert seien. Und im Frühjahr 1974 sprach der Innsbrucker Universitätsprofessor Dr. Anton Hittmair vom »Außenseiter Psychosomatik« und meinte: »Für den Facharzt von heute (ausgenommen den Psychiater) hat der Kranke keine Seele.« Ähnlich urteilt der Schweizer Psychosomatiker Dr. Boris Luban-Plozza: »Unsere heutige Medizin sieht den Menschen mehr als biochemische Maschine, deren Kompliziertheit es aufzudecken gilt. Oft steht der praktische Arzt oder auch der Facharzt Patienten mit psychosomatischen Störungen hilflos gegenüber. Und das nicht nur aus Mangel an Zeit; ihm fehlt nicht selten die Fachkunde.« Und der Internist Professor Dr. Thure von Uexküll von der Universität Ulm kommt zu dem ein wenig resignierenden Urteil: »Mit der psychosomatischen Medizin ist es ähnlich wie mit dem Fliegenden Holländer: Alle sprechen von ihm, keiner hat ihn gesehen.«

Wäre es anders, würde mehr den seelischen Hintergründen nachgespürt – die ja auch dem Kranken verborgen sind. Dann müßten weniger Menschen an Asthma und Migräne, an Magengeschwüren und Rheuma, an Haut- und Herzkrankheiten und an Kopfschmerzen leiden – wobei diese Aufzählung nur einen kleinen Ausschnitt der Leiden darstellt, die entweder seelisch bedingt oder doch zu einem großen Teil seelisch mitbedingt sind.

Ein häufig anzutreffendes Beispiel dafür ist der Kopfschmerz, unter dem in Mitteleuropa nahezu jeder fünfte Mensch – wenn auch nicht ständig – zu leiden hat. Mit Kopfschmerztabletten, deren Verbrauch immer größer wird, ist nur vorübergehend Linderung zu erzielen. Da in den weitaus meisten Fällen die Ursache des Kopfschmerzes unbekannt ist, kann man sie mit irgendwelchen Arzneien auch fast nie beseitigen. Professor Dr. Walter Bräutigam,

Direktor der Psychosomatischen Universitätsklinik Heidelberg, meint: »In 90 Prozent aller Kopfschmerzen bestehen durchweg psychosomatische Zusammenhänge. Das gilt auch für die anfallsweise auftretende Migräne.«
Ein Kopfschmerzpatient war der 42jährige Walther W., der es als Chef einer Elektrogroßhandlung durch sehr viel Energie zu einem ansehnlichen Vermögen und einer angesehenen Stellung gebracht hatte. Seine gesellschaftlichen Verpflichtungen brachten es mit sich, daß er mit Menschen in Berührung kam, denen er sich unterlegen fühlte. Er hatte nur die Volksschule besucht, während seine Gesprächspartner meist das Abitur hatten. Auf seinem Fachgebiet konnte ihm niemand etwas vormachen, aber wenn es um Theater und Musik, um Literatur und Ähnliches ging – dann war Walther W. überfordert.
Er stand unter einem geistigen Leistungsdruck, dem er sich nicht gewachsen fühlte. Erst ein Psychotherapeut konnte diese Zusammenhänge aufklären. Er konnte dem Patienten auch den Weg weisen, auf dem er nach einiger Zeit von den Kopfschmerzen erlöst wurde: Es war das autogene Training.
Walther W. gehört übrigens zu dem Typ, der gerade unter Menschen mit Kopfschmerzen überaus häufig anzutreffen ist: zielstrebig, ehrgeizig, nicht sehr wandelbar, wenn einmal ein Plan gefaßt worden ist, kaum zugänglich für fremde Ratschläge und fast immer unter geistiger Anspannung. Die Intelligenz der an Kopfschmerz Leidenden liegt, bis auf Ausnahmen, über dem Durchschnitt.

Krank, weil man es sein will?

Es liegt auf der Hand, daß psychosomatische Krankheiten nicht zu heilen sind, wenn der psychische Anteil an der Krankheit nicht aufgedeckt wird. Dann kann die Ursache nicht beseitigt, sondern nur an den Symptomen »herumgedoktert« werden. Der Psychosomatiker Professor Dr. Alfred Jores schätzt den Anteil der psychosomatisch Kranken auf 60 bis 70 Prozent aller Patienten; nach Professor Dr. Alexander Mitscherlich sind es rund 50 Prozent; nach Meinung des englischen Psychiaters Professor Dr. Michael Balint sind es rund 25 Prozent. Dagegen schreibt der Heidelberger Praktiker Dr. Oskar F. Ehm in einer medizinischen Fachzeitschrift: »Die Annahme, daß die Hälfte aller Menschen im Wartezimmer einer allgemeinen Praxis psychosomatisch krank sei, ist eine wirklichkeitsfremde Selbstüberschätzung der Vertreter der psychosomatischen Medizin.«

Als Beispiel dafür, wie sehr die Psychosomatiker angeblich übers Ziel hinausschießen, nennt Dr. Ehm unter anderem die chronische Tonsillitis, also die Angina oder Mandelentzündung, für die er nun wirklich keine seelische Ursache fände. Denn die Angina ist unbestreitbar eine durch Bakterien oder Viren hervorgerufene Entzündung.

Professor Dr. Bräutigam ist mit vielen seiner Kollegen von der psychosomatischen Medizin ganz anderer Ansicht. Der Anlaß einer Mandelentzündung ist natürlich stets eine Infektion, aber die tiefere Ursache, aus der es zu der Erkrankung kommt, kann durchaus in seelischen Schichten verborgen sein. Nicht jeder Mensch, bei dem Erreger von Entzündungen im Rachenraum festgestellt werden, erkrankt auch daran. Es gehört eine gewisse Disposition,

eine »Erkrankungsbereitschaft« dazu. Und diese – unbewußte – Bereitschaft kann nach psychosomatischer Auffassung durch seelische Faktoren gegeben sein.
Der Mainzer Psychotherapeut und Psychosomatiker Professor Dr. Rudolf Bilz berichtet von einem jungen Mann, der immer dann von einer Mandelentzündung befallen wurde, wenn er seelisch angespannt war. Als er einen beruflichen Fortbildungskursus in einer fremden Stadt machen sollte, hielt seine Braut dies für unnötig, weil sie sich auch nicht vorübergehend von ihm trennen wollte. In diesem Konflikt stellte sich bei dem jungen Mann prompt eine Angina ein, die ihn der Entscheidung enthob. Er war krank und konnte nicht zum Kursus. Als er dann geheiratet hatte und das erste Kind unterwegs war, wurde er kurz vor der Niederkunft seiner Frau äußerst unruhig. Das Ereignis überforderte ihn offensichtlich. Wieder kam eine Angina, so daß er das Bett hüten mußte.
Professor Bilz hat mehrere derartiger Fälle erlebt und meint, daß in solchen Situationen die Angina eine Art »Männer-Kindbett-Erkrankung« ist, wie man sie bei Naturvölkern findet. Um das große Ereignis zu würdigen, legen sich dort auch die Männer ins Wochenbett. Aber viele Männer in hochentwickelten Industriestaaten stehen den Naturmenschen nicht nach. Eine Untersuchung, die im »British Journal of Psychiatry« veröffentlicht wurde, zeigt mit aller Deutlichkeit, daß zumindest jeder zehnte Engländer während der Schwangerschaft seiner Frau – vor allem der ersten – an psychosomatischen Störungen leidet, die sich vor allem in Brechreiz, Erbrechen und Depressionen bemerkbar machen.

Es gibt weitere Beispiele dafür, daß psychische Momente Einfluß auf die Anfälligkeit gegenüber Infektionskrankheiten haben. In Deutschland kommt es beispielsweise zu den meisten Erkrankungen an Grippe und Erkältungen in den Monaten November und Dezember. Nur eine Berufsgruppe bleibt davon ausgenommen: die Postbeamten. Sie haben in diesen Monaten einfach »keine Zeit, krank zu sein«. Bei ihnen ist im Weihnachtsmonat Dezember die Grippekurve sogar am niedrigsten und hat ihren Höhepunkt erst im Februar. Das Gefühl, gebraucht zu werden, scheint bei den Postbeamten in den Hauptarbeitsmonaten die Infektionsanfälligkeit herabzusetzen.
Der Verlust einer Lebensaufgabe kann über die daraus resultierende seelische Belastung zu Krankheiten führen. Rentner, die von heute auf morgen aus dem Berufsleben ausgeschieden sind, ohne sich auf eine neue Aufgabe vorbereitet zu haben, sind überaus anfällig gegenüber allen Alterskrankheiten. Auch ältere Menschen, die ihren Ehegatten verloren haben und unter der Vereinsamung seelisch leiden, finden sich nur allzu häufig im Wartezimmer des Arztes – der dann allerdings meist nur das äußere Symptom sieht, ohne den seelischen Anlaß zu erkennen.
Professor Jores meint, daß »wir bei vorsichtiger Schätzung auf etwa 3000 Krankheiten kommen, die wir beim Menschen kennen«. Und er schätzt, daß nur in den seltensten Fällen die wirkliche Ursache erforscht ist, »so daß etwa 2500 Krankheiten mit unbekannter Ursache vorhanden sind. Es dürfte wohl kaum jemanden geben, der meinen wird, daß diese 2500 verschiedenen Krankheiten äußere Ursachen haben werden.«

Der amerikanische Psychotherapeut William C. Menninger legte seinen Patienten eine Liste von Fragen vor, um zumindest Indizien für den seelischen Ursprung von Krankheiten aufzuspüren, die auf den ersten Blick rein organisch waren. Sieben Fragen standen auf dieser Liste:

1. Haben Sie Sorgen, mit denen Sie nur schwer fertigwerden?
2. Sind Sie ein Pechvogel?
3. Werden Ihre Fähigkeiten nur selten anerkannt?
4. Stehen Sie im Leben eigentlich auf dem falschen Platz?
5. Regen Sie sich oftmals auf?
6. Fällt es Ihnen oftmals schwer, sich zu konzentrieren?
7. Macht es Sie nervös, wenn die Routine Ihres Tagesablaufs durch äußere Einflüsse gestört wird?

Dazu meinte Menninger: »Wenn auch nur eine dieser Fragen von einem Patienten mit einem klaren Ja beantwortet wird, ist eine psychotherapeutische Behandlung angezeigt.« Das muß durchaus nicht bedeuten, daß stets eine »große Psychotherapie« durchgeführt werden muß. Oftmals erweist sich bereits ein ausführliches Gespräch zwischen dem Patienten und dem psychotherapeutisch erfahrenen Arzt als hilfreich, wenn darin seelische Belastungen aufgedeckt werden können.
Aber – so klagt Jores – »bisher hat sich die Medizin immer gesträubt, bei den sogenannten Organkrankheiten eine seelische Ursache anzunehmen«. Wie häufig eine solche Ursache vorliegt, wird am deutlichsten bei der Betrachtung von Krankengeschichten, wie sie in der täglichen Praxis auftauchen.

Asthma – ein psychisch bedingtes Leiden

Der französische Arzt Armand Trousseau (1801 bis 1867) hat nicht nur als erster einen Kehlkopfschnitt ausgeführt, er gehört mit seinem Zeitgenossen Laennec auch zu den ersten, die den Begriff Asthma definiert und das Krankheitsbild genau beschrieben haben. Trousseau – selber Asthmatiker – berichtet von einer Selbstbeobachtung, in der psychosomatische Zusammenhänge genau beschrieben wurden, ehe es noch eine psychosomatische Medizin gab.
Er erzählt: »Der schwerste Asthmaanfall, von dem ich je heimgesucht wurde, ereignete sich unter folgenden Umständen: Ich verdächtigte meinen Kutscher, daß er mir Hafer stehle. Um mich zu überzeugen, ging ich in die Scheune, um den Hafer abmessen zu lassen. Dabei überfiel mich ein so heftiger Asthmaanfall, daß ich voll unsäglicher Angst an die frische Luft lief. Der Haferstaub allein hatte den Anfall nicht herbeiführen können, denn oftmals hatte ich viel mehr Staub eingeatmet, ohne diese Folgen zu spüren. Die seelische Aufregung hatte offensichtlich den Anfall ausgelöst.«
Das Bronchialasthma gehört zu den von Psychosomatikern wohl am meisten genannten Krankheiten, denn hier wird besonders deutlich, welche Rolle seelische Vorgänge spielen.
Klammert man einmal die seelische Komponente aus, so bleiben drei Faktoren, die zu einem Anfall führen: Die Grundlage ist eine chronische Bronchitis, die Bronchien sind dadurch besonders reizbar, und sie reagieren auf einen allergischen Reiz, der durch unterschiedliche Stoffe (Allergene wie Staub, Bettfedern, Medikamente und so weiter) ausgelöst werden kann.

Diese Erklärung ist jedoch nicht sehr befriedigend. Nur etwa jeder fünfte Asthmatiker reagiert auf einen bestimmten Reizstoff; aber es kann auch bei diesem Patienten zu einem Anfall kommen, ohne daß der Reizstoff vorhanden ist. Andererseits bleibt der Anfall oftmals aus, obgleich der Reizstoff – etwa im klinischen Versuch – eingeatmet wird.

Professor Dr. Arthur Jores, der sich besonders mit den Problemen des Asthmatikers befaßt hat, meint: »Die heute gültige Lehre von der Entstehung und den Ursachen des Asthmas läßt mehr Fragen offen, als sie beantwortet.« Wenn man bei der Behandlung des Asthmas nur die körperlichen Faktoren berücksichtigt und sie durch Medikamente zu beeinflussen versucht, ist die Aussicht auf eine tiefgreifende Heilung meist in weite Ferne gerückt. In sehr vielen Fällen stellen sich jedoch Erfolge ein, wenn auch die psychische Komponente erforscht wird und wenn sich der Behandlung der körperlichen Symptome auch eine Behandlung der seelischen Ursachen beigesellt.

Jores berichtet von einer Asthma-Patientin, die erfolgreich psychotherapeutisch behandelt worden war. Zur Festigung des Erfolges wollte sie einen Erholungsurlaub machen. Sie reiste an den Bodensee. Aber sie konnte dort nicht bleiben, weil plötzlich wieder schwere Asthmaanfälle auftraten. Als die Patientin den Urlaub abgebrochen hatte, war auch das Asthma verschwunden.

Die naheliegende Erklärung würde besagen, daß bestimmte Reizstoffe, auf die die Frau allergisch reagierte, die Anfälle ausgelöst hatten. Doch diese einleuchtende Erklärung stimmte nicht. In Gesprächen mit dem Psychotherapeuten stellte sich heraus, daß die Landschaft um den Bodensee die Patientin an eine ähnliche Landschaft erinnerte, in der sie in ihrer Kindheit einige seelisch sehr belastende Episoden erlebt hatte. Sie hatte diese Ereignisse längst vergessen, und auch am Bodensee wurden sie ihr nicht bewußt. Aus dem Unbewußten heraus aber wurden diese Ereignisse der Kindheit zum auslösenden Faktor für die Asthmaanfälle.

Professor Dr. Walter Bräutigam meint: »Es ist deutlich, daß psychosomatische Faktoren auch die Auslösesituation bei eindeutig allergischem Asthma mitbestimmen.« In klinischen Untersuchungen, die 1964 in Amerika durchgeführt wurden, zeigte sich bei asthmakranken Kindern, daß in mehr als zwei Drittel aller Fälle die psychosomatische Komponente das Krankheitsgeschehen stärker beeinflußte als eine Allergie oder eine Entzündung der Bronchien.

Wenn die psychischen Ursachen des Asthmas aufgespürt werden sollen, muß man – wie übrigens bei den meisten seelisch beeinflußten Leiden — oft bis in die Kindheit zurückgehen. Dann findet man nur allzu häufig eine Mutter, die mit ihrer Art von Liebe das Kind nahezu erdrückte und dessen eigene Persönlichkeitsentwicklung behinderte. Der erwachsene Asthmatiker zeigt sich nicht selten als ein Mensch, der nach Liebe verlangt, dieses Verlangen aber hinter einer kühlen Fassade verbirgt.

Jores sagt von einer Asthma-Patientin: »Sie war ein Mensch, der eine tiefe Abneigung hatte gegenüber allem, was mit Unsauberkeit und Schmutz zusammenhing.« Deshalb fühlte sie sich in den Bergen so wohl und machte gern Hochgebirgstouren. Der Schnee war für sie der Inbegriff von Sauberkeit. »Erst später«, berichtet Jores, »entdeckte ich, daß die Abneigung gegen Unsauberkeit und Schmutz eine Eigenschaft ist, die bei der Hälfte aller Asthmatiker sehr ausgeprägt und bei der anderen Hälfte mindestens angedeutet ist.«

Die Abneigung gegen den Schmutz im wörtlichen Sinn wird zu einer Abneigung auch gegen den Schmutz im übertragenen Sinn, gegen das Böse in der Welt. Wenn ein anderer Mensch über dieses Böse noch hinwegsehen kann, löst es im Asthmatiker allzuleicht Aggressionen aus, die er jedoch nicht ausleben kann. An die Stelle der offen gezeigten Aggression tritt dann der Asthmaanfall. Durch eine psychotherapeutisch herbeigeführte Wandlung der Einstellung läßt sich auch die psychosomatische Krankheit positiv beeinflussen. Es muß allerdings ein aufnahmebereiter Boden vorhanden sein: Schwierig ist eine Heilung bei Menschen, die mit Beruf und Ehe unzufrieden sind oder ihr Asthma bereits als ein schicksalhaftes Leiden akzeptiert haben.

Sorgen, die sich auf den Magen schlagen

Unzufriedenheit in Beruf und Ehe zeigt sich oft auch bei jenen Patienten, die an Magen- und Darmgeschwüren leiden, bei denen jedoch mit medikamentöser Behandlung über eine gewisse Linderung des Leidens hinaus kaum Erfolge zu erzielen sind. Das sind die Patienten, die oft von sich selber wissen, daß sie im beruflichen oder ehelichen Alltag »vieles herunterschlucken« müssen, daß sie »manches in sich hineinfressen« und daß sich ihnen immer wieder etwas »auf den Magen schlägt«.
Etwa jeder zehnte Mensch muß hierzulande damit rechnen, vor seinem 60. Lebensjahr von einem Magen- oder Zwölffingerdarmgeschwür befallen zu werden. Dabei leiden etwa dreimal mehr Männer als Frauen an dieser

Krankheit. In den meisten Fällen liegt diesem Leiden eine seelische Störung zugrunde, die durch die Nichterfüllung eines Anspruches an das Leben entsteht. Da ist der Angestellte, dem die Beförderung zum Abteilungsleiter nicht gewährt worden ist, der Beamte, der wegen mangelnder Ausbildung keine weiteren Aufstiegschancen hat, aber auch der kinderlose Witwer, der mit sich allein nichts anzufangen weiß, oder die alleinstehende Frau ohne Beruf, die nach Anerkennung und Liebe verlangt, ohne sie finden zu können.

Nicht in allen Fällen muß eine derartige Situation zu einem Magenleiden führen. Es gehört eine besondere Veranlagung dazu, die angeboren sein kann. Aber wenn diese Veranlagung und die besondere psychische Situation zusammenkommen, stellt sich das Leiden fast automatisch ein:

Der 46jährige Angestellte Horst B. litt seit einigen Jahren an Magenübersäuerung, die jedoch durch Tabletten leidlich unter Kontrolle zu halten war. Aber der Magen blieb seine »schwache Stelle«. Durch einen Geschäftsfreund erhielt er das Angebot, von Süddeutschland nach Norddeutschland überzusiedeln, um dort eine Firmenfiliale zu übernehmen. Erst nach der Übersiedlung stellte sich heraus, daß er in seiner neuen Position unselbständiger war als in der alten, der er entfliehen wollte. Horst B. erkannte bald, daß er ausgenutzt wurde, aber er konnte sich nicht wehren, da er sich in eine nicht so schnell zu lösende Abhängigkeit gebracht hatte. Am liebsten wäre er seinem neuen Chef »an die Gurgel gegangen«, aber er mußte alle Zurücksetzungen »herunterschlucken«. Nach knapp einem Jahr stellte der Arzt ein Magengeschwür fest. Horst B. mußte ins Krankenhaus.

Hier hat offensichtlich das Magengeschwür die (unbewußte) Funktion, das bedrückende Geschehen zu durchbrechen: Der Leidende wird aus seinem Leidensrahmen herausgelöst, und im Krankenhaus wird ihm die Zuwendung zuteil, die er bislang nicht erfahren hat. Wenn jedoch das seelische hinter dem körperlichen Geschehen nicht entdeckt wird, dann kann auch das Krankenhaus auf die Dauer kaum Heilung bringen.

Diesen Zusammenhängen ist man 1971 am Queen Elizabeth Hospital in Woodville (Australien) nachgegangen. Dort wurden die Persönlichkeitsmerkmale von mehr als 180 magenkranken Patienten mit denen von ebenso vielen Patienten, die an anderen Krankheiten litten, verglichen. Dabei stellte man fest, daß jeder dritte Patient mit einem Magengeschwür unter Spannungen in der Ehe litt, die sein seelisches Wohlbefinden beeinträchtigten. Unter den anderen Kranken gab es kaum ein Zehntel so viel Fälle von Eheschwierigkeiten. Unter den Magenkranken fanden sich auch etwa fünfmal so viel Patienten mit finanziellen Sorgen wie bei anderen Krankheitsgruppen.

Die Kindheit ist entscheidend

Um das seelische Geschehen und damit die Ursachen aufzuspüren, bedarf es der Geduld des Arztes und der Einsicht des Patienten. Wichtig ist der Zeitpunkt, zu dem die Krankheit aufgetreten ist. Nur wenn dieser Zeitpunkt genau bekannt ist, lassen sich auch die näheren Umstände aufspüren, die zu jenem Zeitpunkt geherrscht haben. Nahezu immer läßt sich der Beginn einer psychosomatischen Erkrankung auf einschneidende Lebensumstände zurückführen, auf Änderungen in der Lebensführung, im Beruf, in Liebe und Ehe. Dabei kann auch eine Lebensänderung bedeutsam sein, die auf den ersten Blick eher nebensächlich wirkt.

In der Krankengeschichte des 52jährigen Bäckermeisters Anton S. ist die Bemerkung zu finden, daß er auf Aufregungen mit Gallenkoliken reagiere. Erst im Lauf der Behandlung stellte sich heraus, daß diese Angabe allzu allgemein gehalten war. Bäckermeister S. bekam nämlich merkwürdigerweise nur Gallenkoliken, wenn er seiner 20jährigen Tochter begegnete, die seit gut einem Jahr auf einer eigenen »Bude« wohnte. Und Anton S. spürte die Koliken, auch ohne sich aufzuregen. Allerdings standen das Auftreten der ersten Kolik und das Verhalten seiner Tochter in ursächlichem Zusammenhang: Anton S. war ein sehr moralischer Mensch und regte sich über die Maßen auf, als er die Tochter einmal allzu ausgiebig mit einem jungen Mann flirten sah. An diesem Abend hatte er seine erste Gallenkolik.

Bald darauf verließ die Tochter die elterliche Familie. Sie ließ sich nur noch von Zeit zu Zeit sehen. Und jedesmal bekam ihr Vater dann eine Gallenkolik. Erst als diese Zusammenhänge geklärt waren, konnte neben eine rein medikamentöse Behandlung eine psychotherapeutische Behandlung des Leidens treten, die erst nach längerer Zeit zur Heilung dieses psychosomatischen Leidens führte.

In den meisten Fällen muß man jedoch weiter zurückgehen, um psychische Fehleinstellungen zu entdecken. Sigmund Freud war der Meinung, daß die ersten fünf Lebensjahre die wichtigsten im Leben eines Menschen seien, da sie für sein Schicksal bestimmend würden. Und Arthur Jores meint über die »schicksalsmäßige Krankheit«, daß sie »in der Tat eine Wurzel in der frühen Kindheit hat«.

Dabei ist die »schicksalsmäßige Krankheit« nicht jene, der ein Mensch auf keinen Fall zu entrinnen vermag, sondern jene, die sich aus der Kombination seiner seelischen und körperlichen Voraussetzungen ergibt – die Krankheit, die an seinen »schwachen Stellen« einhakt.

Die psychischen Faktoren, die solche schwachen Stellen in der frühen Kindheit schaffen, sind weitgehend bekannt. Abwesenheit der Mutter oder der Wechsel von Bezugspersonen (beispielsweise fluktuierendes Personal in Kindergarten und -heim), aber auch Mangel an persönlicher Zuwendung bei großer Geschwisterzahl verwunden die Seele des Kleinkindes. Unerwünschte Schwangerschaft bildet eine ebenso ungünstige Voraussetzung wie charakterliche Unreife einer noch zu jungen Mutter.

Auf dem so vorbereiteten Boden wachsen dann Krankheiten psychosomatischer Art, bei denen die starke psychische Komponente auch von Ärzten nur allzu oft übersehen wird. Im April 1974 wurde aus der Kinderabteilung des Städtischen Krankenhauses München-Schwabing ein Bericht über mehr als 100 Enuresis-Patienten im Kindesalter veröffentlicht. In den wenigsten Fällen war dieses nächtliche Einnässen eindeutig auf organische Befunde zurückzuführen. Es heißt jedoch in dem Bericht der klinischen Psychologin Dr. Monika Dorfmüller: »Mit geringen Ausnahmen standen die Patienten und ihre Familie primär oder sekundär unter mehr oder minder ausgeprägten psychischen Belastungen.«

In derartigen Fällen ist meist die Prognose zu stellen, daß die seelischen Wunden auch nach der Enuresis-Heilung noch lange nicht verschwunden sein werden. Mit größter Wahrscheinlichkeit wird man bei einer derartigen Vorgeschichte später mit anderen psychosomatischen Leiden rechnen müssen.

Manche Herzkrankheiten des Erwachsenen, bei denen ein organischer Befund entweder nicht festzustellen ist oder aber nicht die subjektiv erlebte Schwere des Leidens rechtfertigt, haben ihre Ursachen in frühen Lebensjahren. Man findet die überaus enge Bindung an die Mutter, aus der später eine Unselbständigkeit gegenüber der Ehefrau oder auch anderen Personen (Hausarzt, Vorgesetzter usw.) erwächst.

Wenn diese Bindungen, die dem betreffenden Menschen seelischen Halt geben, sich tatsächlich oder auch nur scheinbar lösen, kommt es häufig zu Herzsymptomen, die meist mit einem starken Angstgefühl verbunden sind. Da der Patient diese Symptome sehr anschaulich zu schildern vermag, ist oft sogar der Arzt beeindruckt und verschreibt Herzmittel. Das wiederum bestärkt den Patienten in der Ansicht, ein Herzkranker zu sein. So kommt es zu einem *circulus vitiosus:* Aus der Angst resultiert das Herzsymptom – und aus diesem Symptom wiederum nährt sich die Angst. Es ist kein Wunder, daß sich unter dieser Anspannung dann ein Bluthochdruck (Hypertonie) einstellt, für den eine organische Ursache nicht gefunden werden kann. An derartigem essentiellem Bluthochdruck leidet etwa jeder zehnte Mitteleuropäer.

Anstelle des Angstgefühls beherrschen den Hypertoniker oft Gefühle der Aggressivität oder des Grolls. Auch diese Haltung läßt sich häufig bis in die Kindheit zurückverfolgen und oftmals aus der familiären Situation erklären: Das aggressive Kind hat erkannt, daß es vorteilhaft ist, die Aggressivität zu unterdrücken – oder nachteilig, sie auszuleben. Es kommt zu einer gewissen Unterdrückung der Aggressivität, die mit einer Einschränkung des Durchsetzungsvermögens verbunden ist. Der an essentiellem Hochdruck Leidende gehört daher oft zu jenen, die auf einem verantwortungsvollen Posten stehen, den sie kaum oder nur unter Anstrengungen auszufüllen vermögen.

Man sieht: Die Erkenntnisse der psychosomatischen Medizin sind weitreichend. Daß sie nur zum Teil wissenschaftlich untermauert sind, liegt nicht zuletzt daran, daß dieser Zweig der Medizin noch sehr jung ist und sich selbst noch immer mehr oder weniger als eine Außenseitermethode betrachtet. Besonderes Gewicht hat, daß bei einer durchschnittlichen Untersuchungszeit von etwa sieben Minuten je Patient in der Allgemeinpraxis eine intensive Diagnostik oder Therapie unter psychosomatischen Gesichtspunkten auch kaum betrieben werden kann.

Aber vor allem der psychosomatisch Kranke braucht die Zuwendung, die Anteilnahme, das verstehende Gespräch. Oft ist ihm bereits geholfen, wenn er in seiner persönlichen Umgebung den verständnisvollen Gesprächspartner findet, bei dem er sich etwas »von der Seele reden« kann. Nicht nur der Arzt kann dem Kranken helfen – Hilfe kann ihm auch der Verwandte, der Freund, der Nachbar geben.

11. Herzinfarkt

Infarkt durch Thrombose?

Der Stuttgarter Arzt Dr. Berthold Kern ist fest davon überzeugt, daß er über das Allheilmittel gegen den Herzinfarkt verfügt. Er zürnt seinen Kollegen von der Schulmedizin, weil sie seiner Meinung nach die wirkliche Entstehung des Herzinfarkts noch nicht begriffen haben.
Dr. Kern hat sich ein Vierteljahrhundert mit diesem Problem auseinandergesetzt und in dieser Zeit in seiner Praxis, wie er sagt, mehr als 15 000 herzkranke Patienten behandelt. »Meist waren diese Menschen über 35 Jahre alt, und nach genauen statistischen Berechnungen hätten mindestens 120 von ihnen am Herzinfarkt sterben müssen. Aber ich habe unter all diesen herzkranken Patienten nicht einen einzigen Infarkttoten.«
Im September 1971 griff Dr. Kern in einer großen deutschen Sonntagszeitung die Kardiologen in aller Welt frontal an: »Neun von zehn Infarkttoten hätten nicht an dieser Krankheit zu sterben brauchen, wenn sie von ihrem Arzt richtig behandelt worden wären. Aber jährlich sterben in aller Welt eineinhalb Millionen Menschen am Herzinfarkt, weil sie einer falschen medizinischen Theorie zuliebe falsch behandelt worden sind.«

In Deutschland gab es 1948 ungefähr 2800 infarktbedingte Todesfälle. 1950 war die Zahl bereits auf 25 000 angewachsen, und 1971 gab es 125 000 Infarkttote. Die Zahl wächst ständig und rapide. Wegen einer falschen Infarkttheorie?

Wie diese Theorie aussieht, ist in einem modernen Gesundheitslexikon nachzulesen: »Herzinfarkt – Zugrundegehen eines größeren oder kleineren Teils des Herzmuskels infolge schlagartiger Unterbrechung des Blutzuflusses in den betreffenden Bezirk durch Verschluß eines Herzkranzgefäß-Astes. Für die Entstehung eines solchen Koronarverschlusses ist am häufigsten eine Thrombose einer Herzkranzarterie (= Koronararterie) auf dem Boden einer Arteriosklerose verantwortlich.«

Es leuchtet ein: Bei der Arteriosklerose setzen sich an der Innenwand der Arterien fettähnliche Stoffe und Kalkstoffe ab. Die Arterien werden immer enger, und dann genügt ein sonst harmloser kleiner Thrombus (Blutpfropfen), um die Ader zu verstopfen. Wenn es sich um eine Koronararterie handelt, wird also ein bestimmter Herzbezirk von der Blutversorgung ausgeschlossen, und in diesem Bezirk sterben die nicht mehr ernährten Zellen: Der Infarkt tritt ein.

Arteriosklerose hat es immer gegeben. Aus frühgeschichtlichen Funden weiß man, daß sogar die alten Ägypter schon an dieser Erkrankung litten. In den vergangenen Jahrzehnten ist denn auch die zu allen Zeiten häufige Arteriosklerose nur um etwa zwei Prozent vermehrt aufgetreten. In demselben Zeitraum aber stieg die Zahl der Infarkttoten um das Hundertfache, und das sind 10 000 Prozent. Wie kommt es, daß eine uralte Krankheit heute so unglaublich viel häufiger zum Infarkt führt als früher? Das liegt keinesfalls daran, daß man heute etwa mit

diagnostischen Methoden den Infarkt besser erkennen kann. Aber woran es liegt, darauf bleibt die Schulmedizin bisher eine akzeptable Antwort schuldig.
Dr. Kern sieht den Infarkt überhaupt nicht als eine Folge der Arteriosklerose. Da alle Arterien von diesem Leiden befallen werden, müßte es auch in anderen Organen häufig zum Infarkt kommen, aber in 98 von 100 Fällen wird nur die linke Herzhauptkammer, der sogenannte linke Ventrikel, befallen. Außerdem weist Dr. Kern darauf hin, daß die Arterioskleroseháufigkeit auch jenseits des 60. Lebensjahres zunimmt, die Infarktanfälligkeit aber von diesem Lebensabschnitt an rapide sinkt.

»Ein unwürdiges Tribunal«

Die Kernsche Anklage, daß die Ärzte ihre Patienten einer falschen Infarkttheorie zuliebe falsch behandelt haben, brachte das von Dr. Kern mit allerlei Angriffen randvoll gefüllte Faß zum Überlaufen. Der Heidelberger Universitätskardiologe Professor Dr. Gotthard Schettler, als Herzexperte weltbekannt, lud den Stuttgarter Arzt zu einer Klausurtagung in den Spiegelsaal des Heidelberger Höhenrestaurants »Molkenkur«. Dort fand im November 1971 statt, was eine große deutsche Wochenzeitung ein »Schlachtfest« und ein »letztlich doch unwürdiges Tribunal« nannte, auf dem »ein kleiner Außenseiter von den Gewaltigen der medizinischen Wissenschaft zermalmt« wurde.
Dr. Kern sollte seine Behauptung beweisen, daß der Herzinfarkt seine Ursache nicht in den verstopften Herzkranz-

gefäßen, sondern im meist vorgeschädigten Herzmuskel habe. Er war mit einem knappen Dutzend seiner Anhänger angetreten und sah sich der Übermacht von nahezu 100 Vertretern der experimentellen und praktischen Medizin gegenüber.

Sie überschütteten den untersetzten Mann aus Stuttgart mit einer Fülle von Zahlen. Der Pathologe Professor Dr. Wilhelm Doerr bewies an einer großen Zahl Kranker, daß »in der weit überwiegenden Mehrzahl aller Fälle eine Koronarsklerose der Ursprung des Infarkts« sei. »In 97,6 Prozent der von uns untersuchten Fälle«, präzisierte sein Züricher Kollege Professor Dr. Lichtlen. Doerr hatte bei der Autopsie von 189 Infarkttoten in mehr als 90 Prozent dieser Fälle Verschlüsse in den Kranzarterien gefunden, und ein Göttinger Kollege sprach davon, daß zu 89 Prozent Thromben in den Herzkranzgefäßen von Infarkttoten gefunden wurden.

Dr. Kern nannte mit sanfter Stimme andere Zahlen: »Im holländischen Kerkrade wurden bei 113 Infarkttoten nur sechs Koronarbefunde festgestellt. Der Kollege Raab aus Kerkrade, der im Saal ist, kann diese Tatsache bestätigen.« Aber der Kollege Raab blieb unauffindbar und ward auf diesem Treffen nicht mehr gesehen. Als er sich aus dem Saal davonstahl, hatte er einem Bekannten zugeflüstert: »Ich werde mich doch nicht in der Luft zerreißen lassen.« Also stand es schlecht um Dr. Kerns Gegenbeweis, daß Herzinfarkte fast nur im Herzmuskel entstehen.

Professor Doerr wandte sich an den überfüllten Saal: »Ich habe noch nie Infarkte aus der von Herrn Kern behaupteten Ursache gesehen. Aber vielleicht einer der Anwesenden?« Es meldete sich niemand. Unter dem Gelächter der in Heidelberg Anwesenden brach die Hauptsäule der Kernschen Infarkttheorie zusammen

Die Infarkttheorie gerät ins Wanken

Inzwischen ist aber auch die offizielle Lehrmeinung nicht ganz ungeschoren geblieben. Damals behauptete Professor Schettler noch: »Die Zahl und das Ausmaß der Thrombosen in den Koronararterien haben beträchtlich zugenommen.«

Ein halbes Jahr zuvor – im April 1971 – hatten allerdings die beiden Pathologen Dr. William Roberts und Dr. Maximilian Buja vom amerikanischen Herz- und Lungen-Institut der weltberühmten Bethesda-Klinik bereits gegenteilige Tatsachen festgestellt. Bei 41 verstorbenen Infarktpatienten fanden sie in 26 Fällen keinen Thrombus in den Herzkranzgefäßen, und in den übrigen Fällen mit Thrombenverschluß kamen doch nur zwei als Todesursache in Frage. Diese Tatsache war zwar schon auf dem Heidelberger Tribunal bekannt, aber der Freiburger Kardiologe und Pharmakologe Professor Dr. Alfred Fleckenstein meinte: »Amerikanische Statistiken sind oftmals nicht ganz ernst zu nehmen.«

Was Dr. Kern behauptete, aber nicht schlüssig beweisen konnte, äußerte der amerikanische Pathologe Professor Dr. H. Kaunitz von der New Yorker Columbia-Universität als bescheidene Frage: »Ist es möglich, daß der Herzinfarkt ursächlich eine Erkrankung des Herzmuskels und nicht der Kranzgefäße ist?« Er meinte nämlich: »Es ist wahrscheinlich, daß die Thrombose zumindest nicht selten eine Folge und nicht die Ursache des Infarktanfalls ist.«

Diese Ansicht wurde Anfang 1973 durch Forschungen am berühmten Stockholmer Karolinska-Institutet erhärtet. Dort hatte man sieben Infarktpatienten nach dem Anfall radioaktiv markiertes Fibrinogen in die Vene gespritzt. Bei den Patienten fanden sich nach dem Tod tatsächlich Thromben in den Koronararterien, aber anhand der festgestellten Sättigung mit Fibrinogen kamen die schwedischen Forscher zu der Ansicht, daß die Thromben sich erst nach dem Einspritzen des Fibrinogens und damit nach dem Herzinfarkt gebildet hatten, daß sie also nicht seine Ursache, sondern seine Folge waren.

Von weiteren Beobachtungen, die im Februar 1974 auf einer amerikanischen Kardiologentagung vorgetragen wurden, berichtete ein medizinisches Fachblatt und kam zu dem Schluß, es läge nahe, »daß Thrombosen auch die Folge eines Infarkts und nicht notwendigerweise seine Ursache sein müssen«.

Es dürfte damit heute feststehen, daß ein Thrombus durchaus nicht die Voraussetzung eines Infarktes sein muß, wie man es früher annahm. Dann bliebe also die arteriosklerotische Gefäßverengung der Herzkranzarterien als infarktauslösendes Moment. Dagegen meint jedoch der Wiener Universitätskardiologe Professor Dr. F. Kaindl: »Es ist nicht eindeutig entschieden, ob die Gefäßveränderungen tatsächlich primär zu Verschlüssen und damit zur Nekrose [Absterben von Gewebe im Herzmuskel] führen.«

Auch der Freiburger Kreislaufforscher Universitätsprofessor Dr. Herbert Reindell hat die Theorie vom Verschluß-Infarkt beiseite gelegt. Er meint: »Ein völliger Thromboseverschluß ist nicht die unbedingte Infarktvoraussetzung. Die Herzkranzarterien können zu 50 Prozent [andere Kardiologen meinen sogar zu 80 Prozent] verschlossen sein, und der Betroffene kann sich fröhlich eines langen Lebens erfreuen. Wenn aber ein plötzlicher Streß auftritt, dann wird das sonst genügende Blutsauerstoff-Angebot ungenügend. Diesem ungenügenden Sauerstoff-

angebot an den Herzmuskel folgt der Schnelltod Infarkt.«
Dann wäre also die Überbeanspruchung bei Streß infarktauslösend durch eine Beeinflussung des Stoffwechsels. Aber auch diese Meinung zweifelt der Wiener Kardiologe Professor Kaindl an: »Es ist auch nicht eindeutig entschieden, ob bereits die Minderversorgung nach einer Engstelle bei gewissen stoffwechselmäßigen Überbeanspruchungen zum Zugrundegehen von Herzmuskelgewebe, also zum Infarkt, führen kann.«

Danach ist offen, ob wirklich die arteriosklerotischen Veränderungen in den Herzkranzgefäßen zum Infarkt führen. Um so deutlicher muß man mit dem Amerikaner Professor Dr. Kaunitz fragen, ob der Infarkt nicht doch ursächlich eine Erkrankung des Herzmuskels und nicht der Kranzgefäße ist.

Die exakte Beantwortung dieser Frage könnte von überaus großer Bedeutung sein. Bisher ist stets versucht worden, mit infarktverhütenden und infarktheilenden Methoden auf die Herzkranzgefäße zu zielen. Diese Methoden müssen jedoch wirkungslos bleiben, wenn die Ursache im Herzmuskel zu finden ist.

Neue Erkenntnisse von Ardennes

Genau das aber behauptet ein Mann, dessen Name in der wissenschaftlichen Welt einen guten Klang hat: Manfred von Ardenne.

Baron von Ardenne erfand 1937 das Elektronen-Rastermikroskop und baute schon 1940 ein Zyklotron, einen Beschleuniger atomarer Teilchen. Nach dem Kriege arbeitete er auf dem Gebiet der Elektronik in der Sowjetunion und leitet seit 1955 in Dresden ein Forschungsinstitut, das seinen Namen trägt. Zu seinen 400 Mitarbeitern gehören auch etliche Mediziner.

Der Träger sowjetischer Verdienstorden und des Nationalpreises der DDR hat eine Glaselektrode entwickelt, mit der er im schlagenden Herzen Messungen ausführen kann, zu denen bislang kein anderes Institut auf der Welt in der Lage ist. Mit dieser Elektrode – ein zehntel Millimeter lang, ein hundertstel Millimeter dick – hat Manfred von Ardenne die Vorgänge gemessen, die zum Infarkt führen.

Die Auswirkungen seiner Arbeit beschreibt er so: »Neue Erkenntnisse, Maßnahmen und Messungen zwingen unerbittlich zu einer Abänderung beziehungsweise Erweiterung der heutigen Lehrmeinung.« Mit anderen Worten heißt das: Nach Ansicht von Ardenne stimmt die heutige Theorie über Ursachen und Behandlung des Herzinfarkts nicht mehr.

Die neue Theorie des in Hamburg geborenen Dresdeners sieht wie folgt aus: Die linke Herzhauptkammer, der linke Ventrikel, ist besonders infarktanfällig aufgrund seiner biologischen Eigenschaften. Bei der Energiegewinnung im menschlichen Körper fällt Milchsäure an (die sich beispielsweise in einem strapazierten Muskel als Muskelkater bemerkbar macht). Der Organismus hat das Bestreben, diese Milchsäure schnell abzubauen beziehungsweise zu neutralisieren, da eine Übersäuerung zu Zellzerstörung führen und schweren Schaden anrichten kann.

Der linke Ventrikel steht wie kein anderer Muskel stets unter der Gefahr einer Übersäuerung, weil er – so paradox es bei dem Herzmuskel klingt – am schlechtesten durchblutet wird. Er pumpt das Blut in den Körper, indem er sich zusammenzieht. Dabei preßt er auch das Blut

aus den eigenen Gefäßen. So kommt es also mehr als 70mal in der Minute zu einem Durchblutungsstopp jener Gefäße, die die eigenen Innenschichten der linken Herzhauptkammer mit Blut versorgen müssen – jener Innenschichten, in denen sich das Infarktgeschehen abspielt.
Einem völlig gesunden Herzen macht der Durchblutungsstopp so wenig aus wie der relativ hohe Milchsäureanteil im linken Ventrikel. Denn das gesunde Herz kann – als einziger Muskel – Milchsäure in gewissen Mengen als Substanz für den Energiestoffwechsel verwenden.
Allzuviele Herzen sind aber nicht völlig gesund. Sie sind durch Infektionen (etwa Scharlach, Diphtherie) oder durch Mangelerscheinungen und Überlastung (Überarbeitung, Streß) vorgeschädigt. Dadurch sind winzige Infarktherde – sogenannte Kleinnekrosen, kleine Gebiete abgestorbenen Zellgewebes – entstanden.
Diese winzigen Nekrosen führen noch nicht zum Infarkt. Aber sie können die Vorstufe bilden: Wenn der vorgeschädigte Herzmuskel bei einer akuten Überlastung unter Sauerstoffmangel leidet, besteht leicht die Gefahr der Übersäuerung. Das führt zu einer Kettenreaktion – dem Infarktanfall.
Eine zu hohe Milchsäurekonzentration im linken Ventrikel zerstört die Membran der sogenannten Lysosomen. Das sind winzige Teilchen, die im Plasma der Körperzellen für die intrazelluläre Verdauung sorgen. Diese Lysosomen schütten nun Enzyme aus, die auf die Nachbarzellen tödlich wirken. Aus den getöteten Zellen werden wiederum Wirkstoffe freigesetzt, die ihr Zerstörungswerk fortsetzen. (Im Englischen nennt man die Lysosomen deshalb auch *suicide bags* = Selbstmord-Pakete.)
Dieser »Zellen-Selbstmord«, der Herzinfarkt, führt in

Minuten bis Stunden zum Höhepunkt – dem Infarkttod. Erst auf diesem Weg verschließen sich die Koronararterien durch Thromben. Deshalb findet man vor allem bei jenen Herztoten kaum Thromben, die innerhalb kurzer Zeit nach Infarktbeginn gestorben sind.
Das ist – stark vereinfacht – die Erklärung, die sich aus den Untersuchungen im Dresdener Ardenne-Institut ergeben hat. Sie ist umstritten. Aber wenn sie sich als unanfechtbar erweisen sollte, kann man den Infarkt nur mit einem Mittel stoppen oder gar verhindern, das die Übersäuerung im Herzmuskel eindämmt und so der Lysosomen-Kettenreaktion entgegenwirkt.
Manfred von Ardenne sagt dazu: »Dieses Mittel gibt es, und ich trage es vorsichtshalber stets bei mir. Es ist Strophanthin, genauer gesagt sind es Strophanthin-Kapseln.« Damit bestätigt der Außenseiter aus Dresden die Meinung des Außenseiters aus Stuttgart, der mit Strophanthin-Tabletten angeblich bei 15 000 Patienten den Infarkttod verhindert hat.

Strophanthin bei Herzmuskelschwäche

Die Wirkung des Strophanthins wurde 1859 auf einer Afrika-Expedition von dem englischen Arzt Dr. Kirk entdeckt. Dr. Kirk hatte sich eine Tropeninfektion zugezogen, unter der er an Herzbeschwerden litt. Eines Morgens, als er sich die Zähne putzte, waren die Herzbeschwerden plötzlich verschwunden. Dr. Kirk entdeckte, daß an seiner Zahnbürste einige Samen der Strophanthus-Pflanze hafteten. Offensichtlich waren ihre Bestandteile herzwirksam. Von diesen Samen nahm Dr. Kirk eine Probe mit nach Hause, und in England untersuchte sie der Kliniker und Pharmakologe Frazer, der daraus 1862 erstmals Strophanthin-Tinktur herstellte.

Bei Herzmuskelschwäche ist das Strophanthin auch heute noch ein häufig angewandtes Medikament, das nach Injektion in die Vene sehr schnell seine Wirkung zeigt. Aber Dr. Kern injiziert das Mittel im allgemeinen nicht, sondern läßt seine Patienten Strophanthin-Tabletten im Mund (medizinisch: oral) zerbeißen. Diese Methode ruft bei den Kern-Gegnern nur Kopfschütteln hervor. Der Freiburger Kreislaufforscher Professor Dr. Reindell meint: »Selbst bei hoher Dosierung bleibt orales Strophanthin unter der Grenze der Wirksamkeit.« Sein Erlanger Kollege Professor Dr. Bachmann stimmt ihm zu: »Orales Strophanthin müßten Sie schon kiloweise verfüttern, ehe es auf das Herz wirkt.«

Doch der Strophanthin-Entdecker Dr. Kirk hat die Herzwirkung gespürt, ohne den Strophanthin-Samen kiloweise gefuttert zu haben. Daß das Mittel auch in kleinen Mengen oral wirkt, geht aus den Bezeugungen von mehr als 70 praktischen Ärzten hervor, die das Medikament bei ihren Patienten oder bei sich selber angewendet haben. In diesen Berichten heißt es unter anderem: »Beim Herzanfall schnelle Wirkung, nach drei Wochen Dauerbehandlung erhebliche Besserung.« – »Ausgezeichneter Ersatz für intravenöse Strophanthin-Injektionen.« – »Sowohl für Patienten als auch im Eigengebrauch nach drei Infarkten mit Erfolg verordnet.«

In Heidelberg aber wurden von Experten Untersuchungen zitiert, nach denen bei der oralen Anwendung von Strophanthin die Wirkungsverluste und die Streubreite so groß sind, daß man mit diesem Mittel überhaupt nicht herzwirksam arbeiten kann. Dr. Kern hatte nur einen Trumpf auszuspielen: »Manfred von Ardenne hat in seinem Dresdener Institut einwandfrei bewiesen, daß orales Strophanthin wirkt.« Aber Manfred von Ardenne war nicht da.

Kurz vorher hatte er allerdings in den »Acta Cardiologica« seine Ergebnisse veröffentlicht, doch sie wurden in Heidelberg kaum zur Kenntnis genommen und schon gar nicht diskutiert. Manfred von Ardenne hatte geschrieben: »Durch Messungen konnte belegt werden, daß auch auf oralem Wege die gewünschte Herzwirkung des Strophanthins mit äußerst geringer Wirkungsschwankung zu erzielen ist.« Zwei Kapseln eines Strophanthin-Präparates, im Mund zerbissen und über die Schleimhäute verteilt, ergeben »einen etwa genauso gleichmäßigen und gleich starken Effekt wie eine intravenöse Injektion«.

Der Dresdener Forscher erklärte auch den Wirkungsmechanismus: Bei einem Infarktablauf greift übermäßig vorhandene Milchsäure die Zellen im Herzmuskel an und zerstört sie. Durch die Zufuhr von Strophanthin aber wird dem Herzmuskel die Möglichkeit gegeben, mehr Milchsäure für den Energiestoffwechsel zu verwerten. »Durch diese Verwertungszunahme wird die Übersäuerung im Herzmuskel sehr gemildert.«

Strophanthin wirkt auch oral

In Heidelberg begnügte man sich mit der Feststellung, daß es einer Klinik in Ost-Berlin nicht gelungen sei, die Ergebnisse des Dresdener Forschers zu wiederholen. Damit war das Urteil gesprochen. Ein junger Professor jedoch war gerade dabei, in seinem Institut die Versuche mit oralem Strophanthin nach Ardennes Schema durchzuführen. Er meldete sich nicht zu Wort, aber auf eine private Frage sagte er: »Die Untersuchungen bei uns laufen zwar noch, aber es sieht so aus, als ob wir zu genau denselben Ergebnissen kommen wie in Dresden. Sobald die Ergebnisse vorliegen, werden wir in einer Fachzeitschrift darüber berichten.« Seit November 1971 ist eine geraume Zeit verstrichen – veröffentlicht wurden die Ergebnisse bisher nicht, obgleich eine solche Versuchsreihe im Höchstfall wenige Monate dauert.

Österreichische Wissenschaftler am Wiener Hanusch-Krankenhaus aber haben Versuche mit oralem Strophanthin nicht nur durchgeführt, sondern sie haben auch darüber berichtet. Sie benutzten für ihre Versuche das Medikament »Strophoral«, das in Tablettenform verabreicht wird.

Kurz zuvor noch hatte Professor Dr. H. Klepzig in einem Brief geschrieben: »Als oral anwendbares Strophanthin habe ich mit ›Strophoral‹ gearbeitet (gemeinsam mit Reindell und Weiland). Wir hatten bei Untersuchungen festgestellt, daß dieses Präparat praktisch nicht resorbiert (in die Blutbahn aufgenommen) wird.« Es war also wirkungslos.

Die Wiener Kardiologen Dr. F. Kubicek und Dr. Th. Reisner aber haben mit genau diesem Medikament »so positive Ergebnisse erzielt, daß wir selber überrascht waren«. Sie haben das Präparat an fast 60 Patienten mit höhergradiger koronarer Herzkrankheit erprobt. Bei über der Hälfte dieser Patienten bestanden Veränderungen an zumindest einem Herzkranzgefäß. Es waren Verengungen, die nur noch zehn Prozent der normalen Blutmenge durchfließen ließen. Die Patienten wurden im Versuch einer Sauerstoff-Mangelatmung ausgesetzt, bis das ohnehin nur spärlich fließende arterielle Blut nur noch zu 60 Prozent Sauerstoff aufwies. Jetzt litt der Herzmuskel unter akutem Sauerstoffmangel: Es kam zu Schmerzen, wie sie unter Angina pectoris auftreten, zu Schwindel und zu Atemnot.

Derselbe Versuch wurde dann unter Gabe von sechs Milligramm Strophanthin wiederholt. Die Patienten mußten die Tablette unter der Zunge zergehen lassen. Bei diesem Test aber blieben mehr als 80 Prozent der Patienten beschwerdefrei. Zusätzlich zu diesen subjektiven Beobachtungen ließ sich die Wirkung des Medikaments im Elektrokardiogramm deutlich feststellen.

Damit dürfte der Beweis erbracht worden sein, daß oral angewandtes Strophanthin tatsächlich herzwirksam ist. Und der Beweis stammt diesmal nicht von Außenseitern, sondern von anerkannten Wissenschaftlern.

Die Wissenschaft bleibt skeptisch

Und dennoch gibt es zwei wesentliche Einwände.

Erstens: Professor Dr. Keul, Biochemiker an der Universität Freiburg, sagt stellvertretend auch für die meisten Kardiologen: »Orales Strophanthin ist äußerst schwierig zu dosieren.« Dagegen meinen die Wiener Herzforscher, daß diese Frage unerheblich sei, weil sich bei der Art und Menge die nachgewiesenen positiven Effekte mit Sicherheit einstellen. (Manfred von Ardenne meint, daß eine völlig exakte Dosierung deshalb nicht nötig sei, weil das

Strophanthin innerhalb einer gewissen Schwankungsbreite im Herzmuskel eine Art Umschalteffekt herbeiführe, der die infarktauslösende Übersäuerung stoppe.)
Zweitens: Professor Dr. Klepzig sagt: »Nach unserer heutigen Kenntnis wirkt Strophanthin nicht anders als Digitalis-Präparate.« Dagegen sagen die Wiener Forscher ausdrücklich, daß bei ihren Versuchen bei der Gabe von Digitalis keine Verbesserung oder gar Aufhebung der Herzbeschwerden erkennbar war – weder subjektiv, noch im Elektrokardiogramm. Nur Strophanthin brachte die beobachteten positiven Wirkungen hervor.
In Wien hat man neben den Versuchen mit oralem Strophanthin (das von den Kardiologen fast einhellig abgelehnt wird) auch Versuche mit intravenösem Strophanthin (das bei Herzinsuffizienz anerkannt wird) durchgeführt. In einem persönlichen Gespräch sagte Oberarzt Dr. Kubicek dazu: »Diese Versuche haben qualitativ keine Unterschiede ergeben.« Das heißt, daß Strophanthin-Tabletten genauso wirken wie Strophanthin-Spritzen.
Wenn es jetzt auch bewiesen scheint, daß orales Strophanthin herzwirksam ist, so ist doch noch die Frage offen, ob es auch einen Herzinfarkt verhindern oder ihn nach seinem Eintritt stoppen und somit das schlimmste verhüten kann.
Dr. Kubicek will diese Frage weder positiv noch negativ beantworten: »Darüber zu befinden war nicht die Aufgabe unserer Untersuchungen.« Aber Manfred von Ardenne und Dr. Berthold Kern – und mit ihnen eine kleine Gruppe anderer Außenseiter – glauben, den wissenschaftlichen Beweis für die Infarktverhütung durch orales Strophanthin erbracht zu haben. Manfred von Ardenne sagt sogar: »Wenn der Infarktablauf bereits eingetreten ist, kann man ihn mit oralem Strophanthin noch stoppen.«

Es erbittert ihn, daß die Kardiologen in aller Welt ihm nicht folgen wollen und daß man ihn in Deutschland – auch in der DDR übrigens – mit dieser Meinung nicht akzeptieren will. In einem persönlichen Brief schreibt er: »Die allgemeine Verurteilung des oral gegebenen Strophanthins auch als nach fünf Minuten wirkendem Schnellschutz dürfte Zehntausenden von Menschen in der Bundesrepublik das Leben kosten.«

Die Professoren Dr. Sven Effert in Aachen und Dr. Helmut Klepzig in Königstein berichten, daß es in der Klinik »auch unter täglicher intravenöser Gabe von Strophanthin gelegentlich zu Herzinfarkten kommt«.

Der Infarktgefährdete steht also im Strudel der Meinungen. Aber es gibt zumindest ein Argument dafür, wenigstens im akuten Anfall einen Versuch mit Strophanthin-Tabletten oder Strophanthin-Kapseln zu unternehmen: »Die Gabe von oralem Strophanthin stiftet sicherlich keinen Schaden.«

Das sagt der Kardiologe Professor Dr. W. H. Hauss von der Universität Münster.

»Ihr müßt euer Leben ändern«

Die medizinische Forschung richtet sich vorwiegend darauf aus, die Ursachen des Infarkts zu erkennen und Möglichkeiten zu seiner Verhütung aufzuzeigen. Aus großen Studien kennt man inzwischen eine Reihe von Risikofaktoren, die mit dem Herzinfarkt verbunden sind. Es sind – in der Reihenfolge ihrer krankheitsauslösenden Bedeutung – folgende:

- Zigarettenrauchen
- Bluthochdruck
- krankhaft überhöhte Blutfette
  (insbesondere Cholesterin)
- Übergewicht
- Zuckerkrankheit
- Gicht

In einer amerikanisch-japanischen Studie, die 1973 veröffentlicht wurde, werden vor allem die aus der Ernährungsweise sich ergebenden Risikofaktoren deutlich. Man verglich die Erkrankungsquote von Japanern des Mutterlandes mit der von Auswanderern. Dabei stellte sich heraus, daß nach Hawaii ausgewanderte Japaner nach wenigen Jahren drei- bis viermal häufiger an Erkrankungen der Herzkranzgefäße litten als die Menschen in Japan. Herzinfarkte traten bei ihnen fünf- bis sechsmal häufiger auf. Der Kardiologe Professor Dr. Schettler sagt dazu: »Weil der berufliche Umweltstreß und die Erbfaktoren sich gleichen, sind nachgewiesenermaßen falsche Ernährung und Zigarettenrauchen die Ursache für diese bedrohliche Entwicklung.«

Die Aufforderung der Kardiologen in aller Welt lautet: »Ihr müßt euer Leben ändern.« In erster Linie geht es dabei um Verzicht – um Verzicht auf einen überhöhten Zigaretten- und Fettkonsum. Und bei den Fetten hat man seit Jahr und Tag die sogenannten gesättigten Fettsäuren und das Cholesterin unter Beschuß genommen. Bis heute gibt es allerdings nur statistische Zusammenhänge zwischen diesen Risikofaktoren und dem Auftreten des Herzinfarkts. Ein ursächlicher Zusammenhang konnte bislang nicht nachgewiesen werden – vielleicht mit Ausnahme des Übergewichts, das Herz und Kreislauf durch Überbelastung schädigt.

Der Hamburger Psychosomatiker Professor Dr. Alfred Jores sieht denn auch keinen kausalen Zusammenhang zwischen Zigarettenrauchen und Infarkt: »Infarktgefährdete gehören denselben konstitutionellen und psychischen Typen an wie starke Raucher. Und hier meine ich Zigarettenraucher, denn Zigarren- und Pfeifenraucher gehören nicht zu diesem meist sehr motorischen Typ. Sie leiden also nicht deshalb weniger unter Herzbeschwerden, weil Pfeife und Zigarre gesünder sind, sondern weil ihre Konstitution diesen Krankheiten nicht zuneigt. Die amerikanischen Untersuchungen – wie etwa die vielzitierten von Framingham – lassen doch nur erkennen, daß in einer Testgruppe die Lebenserwartung von Menschen geringer ist als in einer Vergleichsgruppe. In der ersten Gruppe gibt es mehr Menschen mit Lungenkrebs, Herzinfarkt und einigen anderen Krankheiten. Und mehr Zigarettenraucher. Der Fehlschluß liegt darin, daß hier ohne Beweis eine Kausalität behauptet wird. Ich meine: Nicht das Rauchen löst diese Krankheiten aus, sondern die Lust am Rauchen wächst auf demselben Boden wie diese Krankheiten.«

Das ist eine Meinung. Und als solche will Professor Dr. Jores sie auch gewertet wissen. Man darf dabei nicht außer acht lassen, daß diese Meinung zwar ein interessanter Diskussionsbeitrag ist – daß sie aber eben doch nur eine Meinung ist, die zudem noch von Kardiologen als völlig abwegig angesehen wird. Aber im Februar 1974 erfuhr diese Meinung einige Bestätigung durch die Forschungsergebnisse dreier schwedischer Wissenschaftler. Professor Dr. Lars Friberg, Ordinarius für Umwelthygiene am Stockholmer Karolinska Institutet, Dozent Dr. Rune Cederlöf, Epidemiologe am gleichen Institut, und Dozent Dr. Torbjörn Lundman, Internist am Serafimer

Lasarett, veröffentlichten Ergebnisse der von ihnen betriebenen Zwillingsforschung.
Daraus ergab sich, daß die Sterblichkeit bei eineiigen Zwillingen, die starke Raucher waren, sich überhaupt nicht von der Sterblichkeit bei nichtrauchenden eineiigen Zwillingen unterschied. Bei zweieiigen Zwillingen aber war die Sterblichkeit bei den Rauchern höher.
Darüber hinaus legten die schwedischen Forscher Ergebnisse aus Selbstmordstatistiken vor. Dabei zeigte sich, daß es unter Selbstmördern fünfmal so viel Raucher gibt wie unter der übrigen Bevölkerung. Professor Dr. Friberg meint: »Bis jetzt hat man noch keinen Faktor im Zigarettenrauch entdeckt, der zum Selbstmord treibt.« Seine Schlußfolgerung: Die überhöhte Selbstmordhäufigkeit liegt nicht im Rauchen, sondern in der Persönlichkeit der Raucher – und darum sei es nicht abwegig, die höhere Infarktanfälligkeit der Raucher ebenfalls ihrer Persönlichkeit statt dem Rauchen zuzuschreiben.
Die schwedischen Forscher sind sich – wie sie selber sagen – bewußt, daß sie ein zweischneidiges Schwert schwingen. Bis jetzt ist die Basis ihrer Untersuchungen noch zu klein, als daß man allgemeine Rückschlüsse daraus ziehen könnte.

Gesättigte oder ungesättigte Fettsäuren?

Sehr viel stärker sind die Zweifel, wenn es um die Frage geht, ob der Verzehr von tierischen Fetten – die viele gesättigte Fettsäuren enthalten – dem Herzinfarkt Vorschub leistet und ob das mit der Nahrung zugeführte Chole-

sterin, etwa in der Butter und im Frühstücksei, den Infarkt begünstigt.
Auch hier gehört Professor Dr. Jores zu denjenigen, die gegen den Strom schwimmen, wenn er sagt: »Ob ein zu hoher Verzehr von tierischen Fetten mit der Entstehung des Herzinfarktes und der Arteriosklerose wirklich etwas zu tun hat, muß bezweifelt werden.«
In England hat das Research Committee des Medical Research Council eine siebenjährige Studie durchgeführt, deren Ergebnisse 1968 veröffentlicht wurden. Es ging dabei um die Frage, ob sich nach dem ersten Herzinfarkt ein zweiter Infarkt durch eine geeignete Diät verhüten läßt. Dabei beobachtete man 393 Männer, die einen Infarkt überstanden hatten und die weder an Übergewicht noch an Bluthochdruck, weder an Diabetes noch an schweren Herzschäden litten.
199 dieser Männer mußten sieben Jahre lang nach einer bestimmten Diät leben, in der wenig gesättigte, dafür aber mehr ungesättigte Fette enthalten waren. Butter, Vollmilch, Käse, Eigelb, fettes Fleisch und einige andere Nahrungsmittel waren verboten. Die übrigen 194 Männer durften während der ganzen Zeit nach Herzenslust normale Kost essen.
Sowohl in der Diät- als auch in der Normalkostgruppe gab es während der Testzeit Zweitinfarkte, und zwar in jeder Gruppe 31. In jeder der beiden Gruppen gab es mit 25 auch die genau gleiche Zahl von Todesfällen. Das britische Research Committee kam dabei zu dem Schluß, daß durch eine Normalkost die Gefahr eines Zweitinfarktes nicht heraufbeschworen und daß sie durch eine Diät nicht gesenkt werden kann. Dabei blieb allerdings völlig offen, ob Diätmaßnahmen den Erstinfarkt verhindern können.

Als die Engländer 1968 ihre Untersuchungen beendet hatten, begannen Wissenschaftler der Medizinischen Hochschule Hannover mit Unterstützung des Bonner Gesundheitsministeriums und des Kneipp-Bundes mit einer »Studie zur Prophylaxe von koronaren Herzkrankheiten«. 226 Mitglieder des Kneipp-Bundes im Alter zwischen 37 und 62 Jahren beteiligten sich an der Studie und verpflichteten sich, die Forschungsbedingungen einzuhalten (nur drei Männer und zwei Frauen hielten nicht durch). Die Probanden mußten das Rauchen aufgeben oder einschränken, sich an eine vorgeschriebene Diät halten, dreimal täglich bis zur Kurzatmigkeit körperliche Übungen nach Vorschrift durchführen und täglich ein- bis zweimal Kneipp-Wasseranwendungen vornehmen.
Es wurde anfangs die Vermutung geäußert, bei den Kneipp-Anhängern dieser Testgruppe handele es sich um eine gesundheitlich nicht repräsentative Auswahl: entweder seien sie als Kneipp-Anhänger besonders gesund oder aber sie hätten sich wegen mancher Krankheiten zur Kneipp-Methode bekannt. Doch das war beides nicht der Fall. Nur etwa jeder Dritte bezeichnete sich als überzeugten Kneipp-Anhänger, und auch sie wiesen ebenso wie die anderen Probanden nicht weniger und nicht mehr Risikofaktoren für einen Herzinfarkt auf als die Gesamtbevölkerung.
Im Frühjahr 1974 wurde das Ergebnis der Studie veröffentlicht. Darin heißt es: »Es konnte innerhalb von zwei Jahren keine günstige Entwicklung des Cholesterinspiegels festgestellt werden. Der erwartete Erfolg hat sich nicht eingestellt.« Doch das war nicht nur in bezug auf den Cholesterinspiegel der Fall, sondern ganz allgemein, denn es heißt abschließend: »Es ließ sich ein Erfolg der ernährungshygienischen Beratungen, der Bewegungsanlei-

tungen sowie der Anleitungen zur Vermeidung von weiterem Risikoverhalten weder an Verhaltensänderungen der Probanden noch an einer Verbesserung ihres Gesundheitszustandes nachweisen.«

Nach statistischen Berechnungen hätten unter den Probanden im Laufe der beiden Jahre zwar drei Todesfälle auftreten müssen, aber das Ausbleiben dieser Todesfälle kann zufällig sein und muß nicht unbedingt mit den Lebensvorschriften zusammenhängen.

In der englischen und der deutschen Untersuchung ging es um eine allgemeine Umstellung der Lebensweise, um den koronaren Herzkrankheiten vorzubeugen. Ernährungswissenschaftler sehen aber seit Jahren in der Zufuhr von Fetten, insbesondere gesättigten Fetten, ein Infarktrisiko. Danach wäre auch der Butterverzehr ein solches Risiko, weil die Butter neben Cholesterin viele gesättigte Fette aufweist.

Von der Bundesanstalt für Milchforschung in Kiel sind zwischen 1966 und 1971 zwei Versuchsgruppen von je 500 Personen getestet worden. Die Angehörigen der einen Gruppe erhielten täglich 625 Kalorien Butter, die anderen 625 Kalorien Margarine. Die Auswertung ergab keinerlei Unterschiede in den Krankheitsverläufen und in der Sterblichkeit zwischen den beiden Gruppen. Professor Dr. Dr. Andreas Lembke, Leiter der Bundesanstalt, zog das Resümee: »Eine Infarktgefahr durch den Cholesteringehalt der Butter konnte nicht nachgewiesen werden.«

Professor Dr. Hans Glatzel, Nestor der deutschen Ernährungsforscher, vertritt folgende Meinung: »Fettleibigkeit ist immer unerwünscht und oft gefährlich. Sie erhöht auch die Letalität von Herzkrankheiten, sie erhöht aber nicht die Morbidität.« Einfach ausgedrückt: Für Fettleibige sind Herzkrankheiten gefährlicher, weil sie eher zum Tode führen – aber Herzkrankheiten entstehen nicht durch Fettleibigkeit.

Professor Dr. Glatzel meint zwar auch, daß eine überhöhte Menge Cholesterin im Blut eine Gefährdung der Herzkranzgefäße bedeutet, aber er glaubt nicht, daß fettarme Ernährung Infarkte verhindern kann. Eine Zufuhr von Cholesterin ist nur dann eine Gefahr, wenn der Körper ohnehin zu viel Cholesterin produziert. Das aber ist ein krankhafter Zustand. Professor Dr. Glatzel sagt: »Daß unter fettarmer Kost oder unter Kost mit einem wesentlichen Anteil an ungesättigten Fettsäuren die Häufigkeit koronarer Krankheitszustände abnimmt, ist nicht erwiesen. Die Frage Butter oder Margarine ist eine Geschmacks- und Qualitätsfrage, aber keine ernährungsphysiologische Frage.«

Auf der Tagung der American Heart Association im Dezember 1973 wies der New Yorker Ernährungsphysiologe Dr. Edward H. Ahrens darauf hin, daß sich am Stoffwechsel des Cholesterins offenbar nichts ändert, wenn man mehr ungesättigte Fettsäuren in der Nahrung zu sich nimmt. Allerdings kann es zu einer Verschiebung der Cholesterinmenge im Körper kommen: Im Blutplasma sinkt das Cholesterin ab, aber im Gewebe lagert es sich dafür an. Auch im Gewebe der Herzkranzarterien? Dafür, so meinte Dr. Ahrens, gibt es bislang noch keine Beweise.

Doch schon die Frage zeigt, unter welchen veränderten Gesichtspunkten ungesättigte Fettsäuren von manchen Wissenschaftlern betrachtet werden. Gestern wurden sie noch als infarktverhindernd gepriesen, weil sie den Cholesterinspiegel im Blut senken – heute scheinen manche Ernährungsforscher mit Dr. Ahrens bereits froh zu sein, wenn die ungesättigten Fettsäuren keine negativen Nebenwirkungen haben.

Im Februar 1974 berichteten zwei amerikanische Forscher vom Pacific Medical Center in San Francisco über Ergebnisse von Untersuchungen, die sie ein Jahr lang an 40 Patienten durchgeführt hatten. Diese herzkranken Patienten erhielten ein Medikament, das den Blutfettspiegel senkt. Aber der erwünschte Effekt blieb aus: Die Herzkranzgefäße verengten sich auch weiterhin. Ob es gelang, den Cholesterinspiegel mehr oder weniger stark zu senken, blieb auf das Fortschreiten der Arteriosklerose völlig ohne Einfluß.

Man kann einwenden, daß ein Jahr eine relativ kurze Versuchszeit ist. Deshalb möchten die amerikanischen Forscher ihre Beobachtungen auch noch nicht verallgemeinern. Aber zumindest werden die Ansichten der Außenseiter Professor Dr. Jores und Professor Dr. Glatzel auch von der Wissenschaft heute anders angesehen werden müssen.

12. Krebs

Ein Wendepunkt in der Krebsbekämpfung?

Kaiser Friedrich III. starb im Jahre 1888 an Krebs. Auch seine Mutter war an dieser Krankheit gestorben. Der Enkel des Kaisers aber sagte 1969: »In aller Bescheidenheit darf ich wohl melden, daß ich der Lösung des Krebsproblems nahe bin.«
Als er diese Worte sprach, war Hohenzollern-Enkel Professor Dr. Paul Niehans 87 Jahre alt und als Begründer der Zellulartherapie weltberühmt und angesehen, aber auch angefeindet. Zwei Jahre vor seinem Tode meinte er noch, vor einem neuen Höhepunkt seines Schaffens und seines Forschens zu stehen: Er wollte einen Wendepunkt in der Geschichte der Krebsbekämpfung herbeiführen.
Mit zitternder Stimme sagte der greise Forscher im persönlichen Gespräch: »In der vorbeugenden Behandlung mit Frischzellen gegen Krebs sind Erfolge erzielt worden, wie sie bisher noch keinem Krebsforscher gelungen sind. Aber auch in der Krebsheilung können Frischzellen Beachtliches ausrichten. Tausende werden nicht mehr an dieser schrecklichen Krankheit sterben, wenn endlich meine Krebsprophylaxe ausgeführt wird.«
Seit 1927 war Professor Dr. Niehans den wuchernden

Zellen auf der Spur. Seit jenem Jahr hat er immer wieder versucht, auf seine Weise das Karzinom wenigstens zum Stillstand zu bringen. Stolz meinte er: »Ich habe genügend Beweise dafür, daß es gelungen ist.«
Einer dieser Beweise ist im Krankenblatt des Patienten Gotthelf Aebischer aus Vevey in der Schweiz festgehalten. Er hat Professor Niehans die Erlaubnis erteilt, unter voller Namensnennung von seinem Fall zu berichten. Im Juni 1927 wurde dem Gotthelf Aebischer die Vorsteherdrüse wegen eines Prostatakrebses entfernt. Aber im Herbst hatte sich das Karzinom wieder gebildet. Noch einmal wurde er operiert. Und Dr. Niehans pflanzte dem Mann tierisches Zellgewebe ein. Die Geschwulst bildete sich zurück und machte keine Beschwerden mehr. Aebischer, der als Todeskandidat gegolten hatte, konnte seine Arbeit als Gärtner wiederaufnehmen.
»Ein Erfolg der Zellulartherapie«, sagte Professor Dr. Niehans später. Aber Kollegen wollten nicht daran glauben. »Als der Todeskandidat von 1927 sechs Jahre später noch am Leben war, regte sich in Ärztekreisen die Kritik. Es wurde behauptet, die wiederaufgetretene Geschwulst sei gar kein Krebs, sondern nur eine entzündliche Schwellung gewesen. Aber als Aebischer 1933 an einem Schlaganfall starb, ergab die Gewebeuntersuchung im Pathologischen Universitätsinstitut von Lausanne einen eindeutigen Krebsbefund. Durch die Frischzellenbehandlung hatte der bösartige Tumor zu wuchern aufgehört.«
Professor Dr. Niehans nannte noch andere Beispiele: Einen Arzt, der 1944 an inoperablem Prostatakrebs erkrankt war und der nach Zellbehandlung 1947 schrieb: »Bei mir geht alles nach Wunsch.« Eine Patientin, die bei einem Hüftgelenkskrebs fünf Schafs-Eierstöcke eingepflanzt erhielt und danach über einen Beobachtungszeit-

raum von 17 Jahren klinisch gesund blieb. Eine andere Patientin, deren inoperabler Unterleibskrebs auf dieselbe Weise zum Stillstand gebracht wurde.
Der Schweizer Zellforscher sandte an die Angehörigen von mehr als 1000 inzwischen verstorbenen Patienten Briefe, in denen er nach der Todesursache fragte. Das Ergebnis: »Von 1000 meiner Patienten sind zwar 70 an Krebs gestorben, aber allgemein sterben in der Schweiz 200 von 1000 Menschen an dieser Krankheit.«
Zufall? Glück? Niehans ließ diese Einwände nicht gelten: »In Wirklichkeit ist das Ergebnis ja noch sehr viel überzeugender. Bei jenen Patienten nämlich, die mit den Zellen von besonders krebsresistenten Tieren behandelt worden sind, sank die Krebssterberate auf 12 von 1000.«

Krebsresistente Schafe

Schon Jahre zuvor hatte der damalige Chirurg Dr. Niehans erfahren, daß Schafe besonders widerstandsfähig gegen Krebs sein sollen. Er erzählte: »Ich weiß von einem australischen Schafzüchter, der eine Herde von 40 000 Tieren besaß. Von seinen Tierärzten erfuhr er, daß sie während 30 Jahren nie einen Krebs an den inneren Organen seiner Schafe festgestellt hatten. Und aus einer kanadischen Quelle geht hervor, daß beim Schaf nur ein Krebsfall auf 17 000 Tiere gefunden wird.«
Der Reim, den Professor Dr. Niehans sich darauf machte, lautete: Da Schaf wie Mensch biologisch Zellstaaten sind, ist klar, daß die Krebsanfälligkeit beim Menschen oder die Krebsresistenz beim Schaf in den Zellen liegt. Nach

dieser wissenschaftlich zumindest umstrittenen These handelte der Schweizer Arzt. Seinen Frischzellenpatienten spritzte er Schafszellen ein. »Wie meine Statistiken zeigen, geht dabei die Krebsresistenz auf den Menschen über. Das ist vor allem in der vorbeugenden Behandlung deutlich, aber es bewährt sich auch in der Heilbehandlung.« Niehans ging noch einen Schritt weiter: »Es könnte sogar möglich sein, daß die Abwehrkraft gegen den Krebs allein durch das Trinken der Milch oder anderswie von krebsresistenten Tieren auf den Menschen übergeht.«

Das ein wenig euphorische Resümee: »Vielleicht können wir Chirurgen – ich bin ja selbst einer – bald das Messer aus der Hand legen und uns auf die Frischzellen krebsresistenter Tiere verlassen.«

Der Tod hat Professor Dr. Niehans das Messer aus der Hand genommen, und er konnte die Verwirklichung seiner Hoffnung nicht mehr erleben, die bis heute hat auf sich warten lassen. Und es gibt nur wenige Forscher, die noch an sie glauben.

In den sechziger Jahren sind in Wien von Professor Dr. Alfred Kment, Vorstand der Tierärztlichen Hochschule, Niehans' Angaben nachgeprüft worden: 60 Ratten wurden Krebszellen implantiert. 30 dieser Ratten hatte man vorher Schafszellen injiziert, den übrigen nicht. Bei allen 60 Ratten bildeten sich Krebsgeschwülste, aber bei den mit Schafszellen vorbehandelten Ratten blieben die Geschwülste klein und waren nicht tödlich, während die 30 unbehandelten Ratten an ihnen starben.

Der Heidelberger Professor Dr. Hermann Hoepke schrieb 1967 in einem Brief an Niehans: »Ich freue mich sehr über die Resultate, denn ich glaube fest, daß durch diese Versuche Ihre Ansicht bestätigt wird, daß Krebsvorbeugung durch Zellen möglich ist.«

Die offizielle Krebsforschung hält dagegen überhaupt nichts von Krebsprophylaxe oder -therapie nach den Niehansschen Vorstellungen. Der Präsident des Deutschen Zentralausschusses für Krebsbekämpfung und Krebsforschung, Professor Dr. Carl Gottfried Schmidt, nahm mit folgenden Worten Stellung: »Was Niehans über Krebsvorbeugung und Krebsheilung mit Frischzellen sagt, ist vom Standpunkt der wissenschaftlichen Krebsforschung überhaupt nicht haltbar.« Auch von den Niehansschen Schafsstatistiken hält er nichts: »Was heißt es denn, daß auf 17 000 Schafe nur ein Krebs kommt? Das heißt nur, daß die Schafe ihr Leben lassen müssen, bevor sie an Krebs erkranken.«
Die »American Cancer Society« (Amerikanische Krebs-Gesellschaft) schreibt in einer für Ärzte bestimmten Veröffentlichung: »Nach eingehendem Studium der wissenschaftlichen Literatur und anderer erreichbarer Informationen sind wir zu folgendem Ergebnis gekommen: Es gibt keinerlei Hinweis darauf, daß Frischzellen bei der Krebsbehandlung irgendeinen positiven Einfluß ausüben.«
Professor Dr. Schmidt meint: »Auf dem Gebiet der Krebsforschung, das heute selbst für den Fachmann fast unübersehbar groß geworden ist, war Professor Dr. Niehans ein Laie und Außenseiter. Viele solcher Außenseiter leben von der Tatsache, daß wir Krebs oft nicht heilen können.«

Verschiedene Ursachen für Krebs?

Tausende von Krebsforschern in aller Welt arbeiten daran, die Ursache der Krebserkrankung aufzudecken. Sie wollen ergründen, warum eine Tumorzelle zu wuchern beginnt.

Im menschlichen Körper sterben ständig Zellen ab und wachsen neue heran. Im Laufe von 120 Tagen werden so alle roten Blutkörperchen einmal erneuert. Eine körpereigene Regulation sorgt dafür, daß stets etwa ebensoviel neue Zellen heranwachsen wie alte absterben. Nur die Tumorzelle reagiert nicht auf diese Steuerung; sie wuchert als Krebszelle zur unkontrollierten Geschwulst, sie dringt in andere Gewebe ein, sie bildet Tochtergeschwülste, die sich irgendwo im Körper ansiedeln. Warum?

Diese Frage ist noch unbeantwortet. Man kennt bestimmte Stoffe, die Krebs erzeugen. Aber die Wissenschaft weiß nicht, ob diese Stoffe eine normale Zelle in eine Tumorzelle umwandeln können oder ob sie nur bewirken, daß bereits vorhandene Tumorzellen zu wuchern beginnen. Denkbar ist auch, daß solche Stoffe eine Zelle einfach von der Wachstumsregulation abschneiden.

Muß auch für Tumorviren – von denen bisher nur sehr wenige entdeckt wurden – derselbe Wirkungsmechanismus angenommen werden wie für chemische Krebserreger, wie sie beispielsweise in Anilinfarben und im Zigarettenrauch nachgewiesen wurden? Wie wirken krebserzeugende Strahlen oder mechanische Reize?

Hätte die Wissenschaft klare Antworten auf diese Fragen bereit, könnte sie auch den Schritt zur Krebsheilung oder gar zur Krebsverhütung tun. Denn das Herausschneiden der Geschwulst mit dem Messer des Chirurgen

und das Abtöten der Krebszellen durch Strahlen oder chemische Mittel, die auch die gesunden Zellen bedrohen, ist kaum mehr als ein Notbehelf.
Vor 70 Jahren starb nur jeder dreißigste Deutsche an Krebs – heute ist es jeder Fünfte. Dieses Ansteigen ist durch die höhere Lebenserwartung bedingt, denn Krebs ist vor allem eine Krankheit des mittleren und des höheren Lebensalters.
Jeder Krebsforscher muß zugeben, daß es auf seinem Gebiet mehr Nichtwissen als Wissen gibt. Daß in acht oder neun von zehn Fällen der Krebs nicht dauerhaft zu besiegen ist. Daß es also anstelle von Stahl, Strahl und unterstützender Chemotherapie »die Krebsbehandlung« noch nicht gibt.

Die »Krebs-Mehrschritt-Therapie«

Dennoch fehlt es nicht an Versuchen, eine wirksame Krebsbehandlung zu finden. Der DDR-Forscher Manfred von Ardenne nennt die von ihm und seinen Mitarbeitern seit Anfang der sechziger Jahre entwickelte Behandlungsform »Krebs-Mehrschritt-Therapie« (KMT), weil sie in einer Reihe aufeinander abgestimmter Schritte auf die Zerstörung der Krebsgeschwulst zielt.
Im Frühjahr 1972 konnte er von Ergebnissen aus der Greifswalder Universitätsfrauenklinik berichten, aus denen hervorging, »daß die KMT sogar bei schon unheilbaren krebskranken Menschen mit Tochtergeschwülsten erfolgreich sein kann«.
Er berichtete von Erfolgen bei Patientinnen, die an Ge-

bärmutterhals- oder Brustkrebs im fortgeschrittenen Stadium erkrankt waren und denen bei der üblichen Therapie »nach allen bisherigen klinischen Erfahrungen eine Überlebenswahrscheinlichkeit von nur wenigen Monaten (sechs bis acht) zu geben war«. Tochtergeschwülste hatten sich bei diesen Frauen bereits in Leber, Niere oder Gehirn eingenistet. Voller Stolz berichtete Manfred von Ardenne, was die KMT bewirkt hatte: »Eine wachsende Zahl dieser Patientinnen befindet sich nach Zeitspannen, die bis zu zwei Jahren reichen, so wohl, daß sie zu ihrer normalen Lebensführung zurückgekehrt sind.«

Ein wesentlicher Schritt der Ardenneschen Mehrschritt-Therapie geht auf eine Entdeckung zurück, die Professor Dr. Otto Warburg schon 1923 in Berlin gemacht und für die er 1931 den Medizin-Nobelpreis erhalten hat. Professor Dr. Warburg hatte damals in Laborversuchen festgestellt, daß Krebszellen weniger Sauerstoff verbrauchten und mehr Milchsäure produzierten als normales Gewebe. Daraus schloß der Forscher: Krebszellen entstehen in zwei Phasen aus normalen Körperzellen. Die erste Phase ist die Schädigung der Atmung, die zweite der Ersatz der aus der Atmung gewonnenen Energie durch Gärungsenergie.

Es ist später versucht worden, Krebs durch Hemmung der Zellgärung zu heilen. Ein Erfolg stellte sich dabei nicht ein. Manfred von Ardenne ging den genau umgekehrten Weg: Er verstärkte die Gärung durch Übersäuerung. Das geschah durch intravenöse Injektionen von Traubenzukker, den die Krebszellen begierig aufzusaugen schienen, denn im angrenzenden gesunden Gewebe zeigte sich keine Übersäuerung.

Dieser Schritt allein konnte jedoch kaum etwas gegen die Krebszelle ausrichten – es mußte noch ein weiterer hinzukommen. Im Reagenzglas zeigte sich, daß die künstlich

übersäuerten Krebszellen besonders hitzeempfindlich geworden waren.
Krebszellen sind ohnehin hitzeempfindlich: Erhitzt man Kulturen von normalem und von Krebsgewebe, so sterben Krebszellen bereits bei 42 Grad ab, Normalzellen aber erst bei 45 Grad. In Tierversuchen bestätigte sich diese Laborentdeckung, aber man mußte die Überwärmungstemperatur der Tiere 10 Stunden lang bei 42 Grad halten, um zum Erfolg zu kommen.
Von Ardenne konnte im Laborexperiment feststellen, daß die übersäuerte Krebszelle bereits bei 40 Grad abstarb, und zwar innerhalb von zwei bis drei Stunden. In die Krebs-Mehrschritt-Therapie wurde deshalb als zweiter Schritt nach der Übersäuerung die Überwärmung aufgenommen.
Auch an Krankenhäusern in der Bundesrepublik – wie beispielsweise in Essen-Borbeck und in Passau – wird bei der Krebsbehandlung neben anderen Mitteln auch die Überwärmung des Patienten angewendet. Dr. H. Pomp von der Frauenklinik im Evangelischen Bethesda-Krankenhaus in Essen berichtete Mitte 1973 über Erfahrungen an einer größeren Patientenzahl: »In der Kombination von Überwärmung und Bestrahlung sind größere Erfolge zu erzielen als mit Bestrahlung allein.«
Manfred von Ardenne nennt die Anwendung von Übersäuerung und Überwärmung eine Doppelattacke. Nach seiner Meinung zielt sie auf die Lysosomen, die auch beim Herzinfarkt eine Rolle spielen sollen (s. S. 188). Hitze und Säure beschädigen sie, wobei aus ihrem Innern Enzyme freigesetzt werden, die die Krebszellen vernichten. Im nicht übersäuerten gesunden Gewebe aber wirken die Enzyme nicht.
Der Dresdener Forscher verläßt sich nicht allein auf Über-

säuerung und Überwärmung. Sie sollen das Krebsgewebe so schädigen, daß nunmehr andere Therapiemethoden um so besser angreifen können, beispielsweise Bestrahlung. Von Ardenne sagt: »Durch Übersäuerung und Überwärmung des Tumors wird die Empfindlichkeit des Krebsgewebes gegenüber anderen therapeutischen Attacken etwa um den Faktor 10 erhöht.« Das heißt, daß Strahlen die zehnfache Wirksamkeit entfalten – so daß man mit einem Zehntel der sonst üblichen Strahlendosis auskommt. Und folglich auch mit nur einem Zehntel chemotherapeutischer Mittel.

»Die Experimente haben den gewünschten Erfolg nicht gebracht«

Das Dresdener Konzept klingt einleuchtend, aber es hat offensichtlich seine schwachen Stellen. So zeigen durchaus nicht alle Tumorzellen einen Gärungsstoffwechsel, und die von Manfred von Ardenne als zwingend dargestellte Wirkung der Lysosomen-Enzyme ist nicht unbestritten.
Im Herbst 1973 wiesen vier Wissenschaftler vom DDR-Zentralinstitut für Krebsforschung in Berlin-Buch darauf hin, daß es zwar in der DDR noch keine umfassende Stellungnahme zum KMT-Konzept gäbe, daß aber »jetzt der Zeitpunkt für eine derartige Stellungnahme gekommen« sei. Einzeln wurden von den Krebsspezialisten die Schritte der KMT unter die Lupe genommen (mit Ausnahme des Lysosomen-Problems, für das sich die Wissenschaftler nicht kompetent hielten). Jeder Schritt erhielt eine negative Note.

Bei der Stellung, die Manfred von Ardenne in der DDR genießt, fiel die Kritik in der Form recht milde, in der Sache um so härter aus. Man sprach von »ernsthaften Zweifeln« an den Grundhypothesen. Dem Dresdener Professor wurde »Fehleinschätzung der gegenwärtigen Situation der Tumortherapie« vorgeworfen, und seine Erfolgsmeldungen nannten die Widersacher aus dem Krebsforschungs-Institut »unrichtige, zweckoptimistische Übertreibungen«.

Sie bezogen sich auf klinische Versuche: »In der ersten Versuchsserie wurde die KMT ... an 15 Patienten erprobt. Die Versuche brachten kein positives Ergebnis und werden von der erprobenden Klinik nicht fortgesetzt.«

14 Fälle aus einer anderweitig vorgenommenen Erprobungsserie zeitigten dieses Ergebnis: »Von den 14 Patienten sind sieben verstorben (sechs innerhalb der ersten sechs Monate). Bei fünf Patienten ist bereits innerhalb von vier bis neun Monaten ein Rezidiv (Rückfall) aufgetreten. Zwei Patienten boten zur Zeit der Auswertung ein günstiges Bild.«

Die Berliner Krebsexperten zogen ein negatives Fazit: »Das Experiment Professor von Ardennes hat offensichtlich den gewünschten Erfolg nicht gebracht. Die bisherige klinische Erprobung der Krebs-Mehrschritt-Therapie gibt zu keinerlei Hoffnung Anlaß.«

Und wie steht es um die von Manfred von Ardenne aus Greifswald berichteten spektakulären Heilungen, nach denen krebskranke Frauen mit einer Lebenserwartung von etwa einem halben Jahr heute wieder ihrer Arbeit nachgehen? Im März 1972 hatte von Ardenne davon gesprochen. Aber ein halbes Jahr darauf sagte Professor Dr. Kraußold, Chef der Greifswalder Klinik: »Ich kann bis jetzt kaum etwas Optimistisches erkennen.«

Hat von Ardenne sich geirrt? Seine Antwort lautet: »Nein!« Denn: »Die patho-histologische Analyse des bekannten Leipziger Pathologen Professor Dr. Holle brachte den Beweis für totale Rückbildungen in der Leber, im Gehirn und in der Niere.« Professor Dr. Holle sieht es jedoch ganz anders: »Eine völlige Rückbildung war in keiner Weise vorhanden.« Und er wehrt sich dagegen, als Gewährsmann für »derartige, meines Erachtens nicht vorliegende Therapie-Ergebnisse genannt zu werden«.
Professor Dr. Kraußold hört es nicht gern, wenn Manfred von Ardenne in der Öffentlichkeit mit angeblichen Erfolgen aufwartet. Er meint: »Er hat Hoffnungen geweckt, die nicht realisiert werden können.«
Zumindest noch nicht. Die Krebs-Mehrschritt-Therapie aus der DDR hat offensichtlich das Stadium des Experiments noch nicht hinter sich gelassen – und auch die bisher erfolgten klinischen Anwendungen müssen als Experiment gewertet werden.
In der Bundesrepublik ist allerdings sogar das erste geplante klinische KMT-Experiment gescheitert. Professor P. Schostok, Chefarzt des Friedrichshafener Karl-Olga-Krankenhauses, wollte Krebspatienten nach der Ardenneschen Therapie behandeln. Die Wankel-Stiftung wollte das Experiment mit einer Millionenspende finanzieren. Der Gemeinderat von Friedrichshafen gab im Juli 1973 seine Zustimmung.
Dann begann der Krankenhausreferent Jürgen Flemming zu rechnen. Für die personalaufwendige Therapie fehlt es nicht nur an Räumlichkeiten, sondern auch an Personal. Also mußte zusätzlich zu den Wankel-Millionen auch aus dem Stadtsäckel das Geld fließen. Bei dieser Sachlage wollte ein Teil der Stadträte nicht mehr mitmachen. Mit 15 zu 14 Stimmen (in Abwesenheit von sieben Stadträten)

wurde das Projekt begraben. Es ist jedoch möglich, daß man es an anderer Stelle aufgreift.
An der Onkologischen Abteilung der I. Chirurgischen Universitätsklinik Wien hat man die Mehrschritt-Therapie bereits an 37 Krebskranken erprobt. Die Ergebnisse wurden im Dezember 1973 auf dem Krebskongreß in Baden-Baden mitgeteilt.
In 19 Fällen – also in gut 50 Prozent – wurde dabei ein Tumorrückgang erzielt. Dies erstreckte sich auch auf eine Reihe von Patienten, bei denen Metastasen festgestellt worden waren. In vierzehn Fällen war kein Erfolg festzustellen. In weiteren vier Fällen kam es sogar zu Verschlechterungen, und zwar traten Rückfälle geradezu blitzartig auf. Sehr häufig wurden unter der Behandlung Komplikationen beobachtet, die teilweise schwerwiegend waren: Kreislaufstillstand, Lungenödeme, Bauchfellentzündung.
Man kann offenbar auch die von dem Außenseiter Manfred von Ardenne entwickelte KMT-Methode nur als eine weitere der vielen Behandlungsmethoden ansehen. Die Kritiker aus dem Ost-Berliner Krebsforschungs-Institut sagen deshalb: »Die Tatsache, daß nach zehnjährigem intensivem Bemühen in Dresden weder wissenschaftlich noch klinisch ein entscheidender Fortschritt erzielt wurde, sollte man nicht hart kritisieren. Es hat heute kaum jemand entscheidende Fortschritte auf dem Gebiet der Krebsforschung aufzuweisen.«

»Ein Rückgang der Krebsgefährdung«

Zwar warten Chirurgen, Strahlen- und Chemotherapeuten immer wieder mit Zahlen auf, die Behandlungserfolge in der Krebstherapie beweisen sollen. Aber der Berliner Strahlenforscher Dr. Heinz Oeser, Professor der Radiologie am Klinikum Steglitz der Freien Universität, sagt ohne Umschweife: »Die Krebssterblichkeit konnte in den vergangenen Jahren nicht beeinflußt werden.« Und er fügt hinzu: »Mit den heute angewandten Behandlungsprinzipien kann die Krebsbekämpfung auch in Zukunft nicht verbessert werden.«

Die nüchternen Zahlen der Statistik zeichnen ein erschreckendes Bild: Um das Jahr 1900 starb jeder Dreißigste an Krebs. 1922 war es jeder Fünfzehnte – heute ist es schon jeder Fünfte. Von den heute in der Bundesrepublik lebenden Menschen werden 12 Millionen an bösartigen Geschwülsten sterben.

An dieser erschreckenden Aussicht gibt es nichts zu deuteln. Die Zahlen stimmen. Dennoch geben sie ein falsches Bild; denn sie zeigen nur eine Seite der Medaille.

Schon 1969 sagte der Schweizer Krebsforscher Professor Dr. O. Gsell von der Medizinischen Universitäts-Poliklinik Basel, was angesichts der auch für die Schweiz geltenden Statistiken nahezu unglaubwürdig klingt: »Im gesamten ist ein eindeutiger Rückgang der Krebsgefährdung in den letzten 60 Jahren festzustellen.« Und auch für Deutschland, Österreich und zahlreiche andere Staaten gilt die Tatsache, daß die Krebsgefährdung des Menschen heute zumindest nicht größer ist als zu Anfang unseres Jahrhunderts. Diese Aussage bedarf allerdings der Erläuterung.

Man muß wissen, daß die Krebserkrankung vor allem eine Erkrankung der höheren Lebensalter ist. In seinem Institut für medizinische Statistik hat der Berliner Universitätsprofessor Dr. Dr. K. Freudenberg schon vor mehr als einem Jahrzehnt errechnet, daß die Krebsgefährdung ab 35 Jahren in jedem Lebensjahr etwa 1,1mal größer ist als im voraufgegangenen. Das ist der biologische Preis, den wir für die gestiegene Lebenserwartung zu zahlen haben: 1900 lag das mittlere Sterbealter im Deutschen Reich bei knapp 30 Jahren, heute liegt es in der Bundesrepublik bei fast 70 Jahren. Von 100 Deutschen im Jahre 1900 waren nur sieben älter als 60 Jahre, heute sind es 20. Und je größer der Anteil älterer Menschen in einer Bevölkerung ist, desto häufiger tritt insgesamt die Krebskrankheit auf.
Betrachtet man den Unterschied in den *Gesamtzahlen* der Krebssterblichkeit zwischen 1900 und heute, so scheint eine ständig wachsende Krebslawine über uns hinwegzurollen. Betrachtet man jedoch die *Krebshäufigkeit* in den einzelnen Altersklassen zwischen dem 35. und dem 70. Lebensjahr, so ändert sich das Bild: In den einzelnen Altersklassen hat sich in den letzten 70 Jahren das Krebsrisiko nicht gewandelt. Das Risiko, an Krebs zu erkranken – oder die Chance, davon verschont zu bleiben – ist für den einzelnen Deutschen nahezu gleich geblieben.
Diese Tatsachen sind von Professor Dr. Heinz Oeser in Zusammenarbeit mit dem Physiker Professor Dr.-Ing. Peter Koeppe und dem Mathematiker Klaus Rach von der Freien Universität Berlin statistisch erarbeitet und im Frühjahr 1974 veröffentlicht worden.
Die Berliner Forscher stehen nicht für sich allein. Schon vor Jahren kam der Lungenfacharzt Medizinaldirektor Dr. Wilhelm Lock bei der Auswertung des umfangreichen

Zahlenmaterials des Hamburger Krebsregisters (des ältesten der Welt) zu demselben erstaunlichen Ergebnis: »Innerhalb der einzelnen Altersgruppen ist die Krebssterbeziffer zwischen 1873 und 1962 im wesentlichen unverändert geblieben.«

Eine schockierende Statistik

Eigentlich müßte das Bild anders aussehen: Seit der Jahrhundertwende haben Lungenkrebs beim Mann und Brustkrebs bei der Frau einen erschreckenden Anstieg erfahren. Allein der Lungenkrebs hat sich zwischen 1900 und heute etwa verdreißigfacht. Das müßte sich generell in einem Anstieg der Krebszahlen niederschlagen.
Die Krebsforscher vom Klinikum Steglitz stellen dazu jedoch fest: »Die Zunahme einer Krebserkrankung in einem bestimmten Organ wird durch Rückgang in der Häufigkeit einer anderen Krebsform ausgeglichen. Die enorme Zunahme des Lungenkrebses beim Mann wird so größtenteils durch eine Abnahme des Magenkrebses ausgeglichen. Bei der Frau steigt die Häufigkeit des Brustdrüsenkrebses an; dafür nimmt das Vorkommen des Gebärmutterkrebses ab.«
Niemand weiß, weshalb Magenkrebs und Gebärmutterkrebs abgenommen haben. Niemand weiß, weshalb die Häufigkeit des Brustkrebses ansteigt. Alles, was darüber ausgesagt wird, ist nicht mehr als Vermutung. Nur für die Gründe der erhöhten Lungenkrebshäufigkeit gibt es zumindest starke Indizien. Der Krebsforscher Professor Dr. Karl Heinrich Bauer meint deutlich: »Der Bronchial-

krebs ist das Produkt inhalierter krebserzeugender Stoffe!« Hauptschuldiger ist der Zigarettenrauch.

Professor Dr. Dr. K. Freudenberg ist etwas skeptischer: »Es ist behauptet worden, die Zunahme des Krebses der Atmungsorgane beruhe auf einer verstärkten Wirkung von außen kommender Schadstoffe und die Abnahme des Krebses der Verdauungsorgane auf einer schwächer gewordenen Wirkung solcher Stoffe. Das ist zwar ohne weiteres plausibel für die Reize, die am Krebs der Atmungsorgane beteiligt sind, aber es fehlt jeder Beweis für die Annahme, daß die am Krebs der Verdauungsorgane beteiligten von außen eindringenden Reize gegenüber früher von so viel geringerer Bedeutung sein sollen.«

Professor Dr. Oeser und seine Mitarbeiter mutmaßen, »daß bisher als krebserregend angesehene äußerliche Faktoren in Wirklichkeit keinen Krebs hervorbringen, aber den Ort bestimmen können, an dem er auftritt.« Das würde beispielsweise bedeuten, daß die mit dem Zigarettenrauch inhalierten Schadstoffe nicht krebserzeugend wirken, daß sie aber das Lungengewebe schädigen und es so zu einem »schwachen Punkt« werden lassen, an dem eine Krebsgeschwulst entstehen kann.

Die Berliner Forscher stellen eine weitreichende These auf: In jeder Altersgruppe tritt Krebs in einer vorbestimmten Häufigkeit auf, an der durch Tun oder Unterlassen bisher nichts zu ändern war. Das ist ein Schicksal, das dem Menschen in die Wiege gelegt wurde und an dem das Menschengeschlecht seit seinem Bestehen zu tragen hat. Mit unseren heutigen Methoden der Krebsheilung läßt sich dieses Schicksal auch nicht grundlegend ändern.

Diese These ist noch nicht bewiesen. Es gibt allenfalls Indizien, die sie stützen. So kennt man gewisse Krebsarten, die sich durch gutartige Gewebeveränderungen vorher anzukündigen scheinen. Jedenfalls hat man festgestellt, daß diesen Gewebeveränderungen an bestimmten Organen dort sehr oft eine Krebsgeschwulst folgt.

Wenn es sich nicht um lebenswichtige Organe handelt, kann man also vorbeugen, indem man das verdächtige Organ chirurgisch entfernt. Das wird häufig gemacht. Am Stadtkrankenhaus Rendsburg hat man das Schicksal von Patienten verfolgt, bei denen eine solche krebsvorbeugende Operation unternommen worden ist. An dem betreffenden Organ konnte also kein Krebs auftreten – aber dann mußte man später um so häufiger Krebsgeschwülste an anderen Organen feststellen.

Der Rendsburger Chefarzt Dr. Erich Junghans sieht in diesen Beobachtungen eine gewisse Unterstützung der Berliner These, daß die Krebserkrankung schicksalhaft sein könnte. Einen Beweis aber sieht er darin noch nicht. Er sagt: »Wir müssen uns auch weiter mit dieser Frage wissenschaftlich befassen, aber heute sind die Gruppen der unter diesem Gesichtspunkt geprüften Patienten noch viel zu klein, als daß man weitreichende Schlüsse daraus ziehen dürfte.«

Auch der Heidelberger Krebsforscher Professor Dr. Ferdinand Schmidt meint, die These von der Konstanz der Krebsgefährdung stünde auf »wackligen Fundamenten«. Er sieht in ihr eine Gefahr: »Im Grunde genommen bliebe uns nur übrig, die Hände in den Schoß zu legen und zu warten, bis der Krebs an irgendeiner Stelle klinisch manifest wird.« Allerdings ist es heute weitgehend so: Von wenigen Ausnahmen abgesehen, läßt sich kaum vorhersehen, wer an Krebs erkranken wird und welches Organ befallen wird. Selbst die früheste Früherkennung setzt voraus, daß der Krebs bereits klinisch manifest wurde.

Unter Zugrundelegung der von ihm abgelehnten These

spricht Professor Dr. Schmidt sogar von einer utopischen Möglichkeit: »Eine wirksame Krebsvorbeugung könnte also allenfalls darin bestehen, das Auftreten eines Krebses an therapeutisch gut zugänglichen Organen – etwa der Haut – sogar zu fördern oder durch bestimmte Stoffe zu provozieren, um therapeutisch schwer zu beherrschende Tumoren wie etwa das Bronchialkarzinom (Lungenkrebs) oder den Magenkrebs zu verhüten.«

Wenn das Krebsschicksal nur der Spezies Mensch eigen ist, läßt sich ein derartiges Experiment nicht mit Aussagekraft an Tieren durchführen. Und wer wollte das Risiko derartiger Menschenversuche moralisch verantworten? (Ganz abgesehen davon, daß das Gesetz derartige Versuche verbietet.) Professor Dr. Schmidt meint: »Bevor man eine solche Revolution unserer Krebsverhinderung und Krebsbehandlung ins Auge faßt, wird man fordern müssen, daß die angebliche Konstanz der Krebsgefährdung beim Menschen so einwandfrei nachgewiesen wird, daß sie über jeden Zweifel erhaben ist.«

Auch die Berliner Forscher geben zu, daß ihre These »des Ausbaues und der weiteren wissenschaftlichen Stützung« bedarf. Sie wollen eine Diskussion in Gang bringen, die zumindest seit Jahren überfällig ist, aber jetzt kaum aufzuhalten sein wird.

Hilfe nur durch Früherkennung

Es ist zumindest umstritten, ob die heute angewandten Behandlungsmethoden – so gut, hilfreich und sogar lebensverlängernd sie auch im Einzelfall sind – die Krebskrankheit besiegen können. Professor Dr. Heinz Oeser sieht zukünftige Erfolge der Krebsbekämpfung nicht in der Steigerung des ärztlichen, personellen und technisch-apparativen Aufwandes für Behandlungsmaßnahmen, nicht in der Bereitstellung immer größerer Millionensummen für aufwendige Operations- und Bestrahlungszentren. Sein Urteil lautet: »Erfolgreich wird unsere Krebsbekämpfung heute und in absehbarer Zukunft nur durch Intensivierung und Verbesserung der Früherfassung der Tumorträger.«

Zwei Tatsachen sind nach Professor Dr. Oeser ausschlaggebend für den Behandlungserfolg im Einzelfall: Der Befund des Tumors im Zeitpunkt seiner Erkennung und die Abwehrkräfte des Erkrankten. Je früher der Tumor entdeckt wird, desto geringer ist seine Bösartigkeit und desto stärker können sich die körpereigenen Abwehrkräfte entfalten. »Nur die Früherkennung kann eine größere Gesamtrate an Heilungen, Symptomfreiheit und Überleben herbeiführen«, sagt der Berliner Professor.

Die Statistik von der konstanten Krebsgefährdung des Menschen arbeitet wie alle Statistiken mit der großen Zahl. So sagt beispielsweise auch die Verkehrsstatistik aus, daß im Lauf der kommenden zwölf Monate wieder so viel Menschen durch Verkehrsunfälle sterben werden, wie eine Mittelstadt Einwohner aufweist. Daran läßt sich bisher nur in einem beschränkten Rahmen etwas ändern. Aber der einzelne Mensch kann durch Umsicht und Vorsicht dafür sorgen, daß er nicht in einen Verkehrsunfall verwickelt wird. Wenn er auch darüber keine völlige Gewißheit erlangen kann, so kann er doch durch persönliches Verhalten seine Überlebenschance in einem großen Maß verbessern. Diese Chance hat der einzelne auch bei der statistisch errechneten Krebsgefährdung.

13. Geriatrie

Vitamine gegen das Altern?

Jeder fünfte Deutsche ist über 60 Jahre alt. Für diese rund 12 Millionen Menschen wird in bundesdeutschen Apotheken und Drogerien eine Fülle spezieller Medikamente feilgeboten und angepriesen, die allesamt den Alternden und den Alten das Leben erleichtern sollen.
Die meisten dieser Medikamente bezeichnet man als »Geriatricum« (nach dem griechischen Wort für Greis), als eine Altersmedizin. Als Verkaufsschlager präsentieren sich Geriatrica mit Vitaminen, mit dem Prokain-Mittel H 3 und mit der asiatischen Ginseng-Wurzel. Wissenschaftler stehen diesen Präparaten jedoch durchweg skeptisch gegenüber.
So auch Professor Dr. René Schubert, der an der Universität Erlangen auf den ersten deutschen Lehrstuhl für Geriatrie (Lehre von der Heilung der Alterskrankheiten) berufen wurde. Allzu nahe liegt der Verdacht, daß clevere Pharmazeuten ein einträgliches Geschäft mit den Alten machen wollen. Was auch immer versprochen wird: Ein Mittel zur Verjüngung ist bislang nicht entdeckt oder erfunden worden. Es kann höchstens darum gehen, biologische Abläufe in der zweiten Lebenshälfte positiv zu

beeinflussen oder vorzeitiges Altern aufzuhalten. Die Frage ist, ob die angepriesenen Mittel dazu in der Lage sind.

Professor Dr. D. Michel, Chefarzt der Inneren Abteilung der Stiftsklinik am Augustinum München, meint: »Der Einsatz von Vitaminpräparaten als Geriatrica kann nicht schlechthin gerechtfertigt werden. Es muß vielmehr davon ausgegangen werden, daß auch der alte Mensch prinzipiell in der Lage ist, seinen Vitaminbedarf durch die Nahrung zu decken.«

Hier scheint der Teufel im Detail zu stecken – im Wörtchen »prinzipiell«. Decken die älteren und die alten Menschen ihren Bedarf an Vitaminen auch tatsächlich durch die Nahrung? Chefarzt Professor Dr. F. Heepe von der Medizinischen Klinik des Krankenhauses Stade meint, sie müßten dazu täglich mindestens 400 bis 500 Gramm Gemüse (davon ein Drittel als Rohkost) und mindestens 400 Gramm Obst essen. Nach landläufigen Erfahrungen wird dieser Bedarf nur sehr selten erreicht.

Der Münchner Ernährungswissenschaftler Professor Dr. Nepomuk Zöllner hat darüber hinaus festgestellt, »daß wir im Vergleich zu unseren Vorfahren Vitamine in weniger als der Hälfte der damals zugeführten Lebensmittel aufnehmen, also alles in allem auch nur halb so viel Vitamine erhalten«.

Das liegt an den sogenannten leeren Kalorienträgern – an kalorienreicher Nahrung wie Alkohol, Zucker, aber auch Konserven, in denen die Vitamine fehlen oder zu gering vorhanden sind. Der britische Biochemiker Dr. E. C. Baton-Wright behauptete Ende April 1974 in einem Forschungsbericht, die Zunahme der Arthritis sei eine Folge des Mangels von Pantothensäure (die zum Vitamin-B-Komplex gehört), die vor allem bei der Lebensmittel-

konservierung zerstört würde. Er sagt: »Klinische Versuche haben ergeben, daß Pantothensäure in Tablettenform Arthritis zwar nicht heilen, jedoch günstig beeinflussen kann.«
Für alte Menschen, die – winters wie sommers – täglich fast zwei Pfund Obst und Gemüse zu sich nehmen, ist eine zusätzliche Einnahme von Vitamintabletten sicher unsinnig. Aber wie erreicht man bei den vielen anderen, daß sie genügend Vitamine erhalten? Professor Dr. Heepe meint: »Mit zunehmendem Alter wird jeder Versuch einer Ernährungserziehung problematischer, fällt das Umlernen dem Patienten schwerer.« Vielleicht ist dann die tägliche Vitamintablette besser als nichts.

Eine Wurzel aus Korea

Es gibt Geriatrica, die noch einen anderen Stoff enthalten, der Altersbeschwerden entgegenwirken soll: H 3.
Bei diesem Stoff handelt es sich um Prokain (auch Novocain genannt), das seit Jahrzehnten zur örtlichen Betäubung angewendet wird. Die rumänische Ärztin Dr. Anna Aslan benutzte es Anfang der fünfziger Jahre erstmals zur Behandlung von Alterskrankheiten, indem sie es intravenös und intramuskulär injizierte.
Im September 1956 berichtete sie auf dem Karlsruher Therapiekongreß zum ersten Mal vor westlichen Ärzten von ihren Erfolgen. Sie hatte zu jener Zeit etwa 4800 Alterspatienten nach ihrer Methode behandelt und dabei angeblich in 25 Prozent sehr gute, in weiteren 60 Prozent immerhin noch gute Erfolge erzielt. Dabei soll es zu einer

DM

Speicher, Heilen mit Erfolg

Autor · Titel

ISBN 3-426-04578-8	geb. Einb.	1. Aufl.	B

—

Reihe u.ä.

Verlag Droemer Knaur	11547 Verkehrs-

BUCHLAUFKARTE

deutlichen Besserung von Altersbeschwerden gekommen sein: Schlaflosigkeit verschwand, zu hoher Blutdruck ging zurück, das Gedächtnis verbesserte sich auffallend, und die Leistungsfähigkeit nahm zu.

Wie die Medizin in den westlichen Ländern zu diesen Angaben aus Rumänien steht, wird in einem Satz deutlich, den ein Kenner der Materie schreibt. Dr. Paul Lüth meint: »Anna Aslans Erfolge ließen sich im Westen nicht reproduzieren.«

Dagegen stehen die Untersuchungsergebnisse, die Professor Dr. Ludwig Prokop vom Österreichischen Institut für Sportmedizin in Wien 1973 vorgelegt hat. Er hat H 3 an Studenten getestet und dabei festgestellt, daß bei sportlichen Übungen die Leistungs- und die Reaktionsfähigkeit eindeutig erhöht wird. Es ist nicht anzunehmen, daß das Mittel nur bei Jugendlichen, nicht aber bei älteren Menschen leistungssteigernd wirkt. Trotzdem stehen die meisten Mediziner dem Prokain als Geriatricum eher ablehnend als zustimmend gegenüber.

Ähnlich ist es mit der koreanischen Ginseng-Wurzel. Sie wurde vor Jahren als eine Art Wundermittel gegen das Altern gepriesen. Heute ist es um sie ruhiger geworden. In der Zwischenzeit aber hat man sich an wissenschaftlichen Forschungsstellen mit dieser Droge beschäftigt.

In der Sowjetunion, in den USA und in Schweden sind an Menschen und Tieren Experimente mit den Wirksubstanzen der koreanischen Ginseng-Wurzel durchgeführt worden (Sorten aus Indien, Japan, China und Amerika sind von geringerer Qualität). Dabei zeigte sich, daß diese Wirkstoffe, die zu der Gruppe der Saponine gehören, die Widerstandsfähigkeit gegen schädliche Einflüsse unterschiedlicher Natur erhöhen. Je größer der Streß ist, je mehr der Organismus belastet wird, desto deutlicher zeigt sich die Wirkung der Ginseng-Stoffe.

In einem mit Wasser gefüllten Bassin hat man einige Dutzend Mäuse bis zur Erschöpfung schwimmen lassen. Bei der Hälfte der Mäuse trat der Erschöpfungszustand sehr viel später ein; sie konnten sich eineinhalbmal so lange über Wasser halten wie die übrigen – denn sie waren vor dem Experiment mit Ginseng-Extrakt gefüttert worden.

Ähnlich war es mit anderen Mäusen, durch deren Käfigboden ein leichter elektrischer Strom geleitet wurde. Sie konnten sich dem unangenehmen Gefühl entziehen, indem sie ein Seil hinankletterten. Das Seil jedoch war endlos und wurde ständig abwärts bewegt, so daß die Mäuse bis zur völligen Erschöpfung klettern mußten. Die Zeit bis zur Erschöpfung, bis zum Sitzenbleiben der Mäuse auf dem elektrisch geladenen Käfigboden, wurde gemessen. Dabei schnitten jene Mäuse, die vorher Ginseng erhalten hatten, ungleich besser ab.

Nicht nur an Mäusen, auch an Menschen wurde die Wurzel aus Korea getestet. Man nahm zwei Gruppen von Telegrafisten, die auf das schnelle Lesen schwieriger Texte spezialisiert waren. Die eine Gruppe erhielt Ginseng-Extrakt, die andere nicht. Die Ginseng-Gruppe machte dann beim Lesen nur halb so viele Fehler wie die andere Gruppe.

Mit diesen Versuchen ist allerdings vorerst nur bewiesen, daß die Ginseng-Wirkstoffe eine gewisse Leistungssteigerung bewirken können. Aber können sie auch als eine Art »Altersbremse« bezeichnet werden?

Mittel, die nur helfen können

Professor Dr. Gustav Schimert meint, daß »dem Prokain (H 3) und sicher auch den Ginseng-Glykosiden eine leistungssteigernde und zum Teil wohl auch revitalisierende Wirkung zukommen dürfte«. Professor Dr. Schimert ist Chef des Instituts für die Prophylaxe der Kreislaufkrankheiten an der Universität München. Er hat ein Schweizer Geriatricum, das H 3, Ginseng-Extrakt und 14 Vitamine (darunter Pantothensäure) enthält, an etwa 60 älteren Patienten erprobt. Sein Urteil lautet: »Wir haben eindrucksvolle Wirkungen auf die allgemeinen Alterserscheinungen und -beschwerden erzielt.«

Während die Patienten ihre tägliche Kapsel schluckten, brauchten sie ihre bisherige Lebensweise nicht zu ändern, mußten also auch die Kost nicht umstellen. Trotzdem kam es innerhalb eines halben Jahres zu einer deutlichen Senkung der Blutfette. (Sie stiegen allerdings wieder an, sobald die Behandlung unterbrochen wurde.) Einige der Patienten litten unter Altersdiabetes und mußten entsprechende blutzuckersenkende Mittel nehmen. Unter der Behandlung mit dem Geriatrie-Präparat konnte die Menge dieser Mittel gesenkt werden, und in einigen Fällen brauchten überhaupt keine oralen Antidiabetika mehr genommen zu werden.

Professor Dr. Schimert hat in der Fachzeitschrift »Fortschritte der Medizin« eine Tabelle publiziert, aus der hervorgeht, zu wieviel Prozent die einzelnen Leiden der Alterspatienten gebessert wurden:

körperliche Ermüdbarkeit	91 %
geistige Ermüdbarkeit	85 %
Gedächtnisstörung	60 %

Konzentrationsstörung	82 %
Schlafstörung	56 %
Kopfschmerzen	74 %
Haarausfall	72 %

Professor Dr. Schimert schreibt: »Bereits nach vier Wochen empfanden über 80 Prozent der Patienten eine Zunahme der körperlichen und geistigen Leistungsfähigkeit.« Bei Hypertonikern (zu hoher Blutdruck) kam es in 60 Prozent der Fälle zu einer mäßigen Senkung des Blutdrucks; bei Hypotonikern (zu niedriger Blutdruck) war vereinzelt Blutdrucksteigerung festzustellen. Unter allen Patienten klagten nur zwei, daß unangenehme Nebenwirkungen aufgetreten seien (einmal Durchfallneigung, ein andermal Nervosität).

Mit demselben Präparat sind auch Versuche am Städtischen Altersheim Wien-Lainz unternommen worden. Die durchführenden österreichischen Ärzte kamen etwa zu denselben Ergebnissen wie Professor Dr. Schimert. Sie stellten darüber hinaus fest, daß grippale Infekte, rheumatische Entzündungen und Katarrhe der oberen Luftwege seltener waren und eher abklangen.

Der Wuppertaler Gynäkologe Dr. G. Warnecke hat das Präparat an 72 Patientinnen erprobt, die unter typischen Beschwerden der Wechseljahre litten. Im Frühjahr 1974 berichtete er darüber in einer medizinischen Fachzeitschrift. Das Ergebnis dürfte vor allem deshalb bedeutsam sein, weil bei den Patientinnen auf die sonst übliche Hormontherapie verzichtet wurde.

Bei der Behandlung der 72 Patientinnen (zwischen 38 und 47 Jahren) kam es weitgehend zu einer Besserung oder Beseitigung der Klimakteriums-Beschwerden, und zwar 43mal zu einer Beseitigung und 20mal zu einer Besserung. In neun Fällen stellte sich allerdings kein positives Ergebnis ein; die Beschwerden blieben unverändert. Schon diese Ergebnisse zeigen, daß man sich von Geriatrica keine Wunderdinge versprechen kann und daß sie auch wirkungslos bleiben können. »Verjüngungsmittel« sind sie nicht – wenn auch manche Präparate unter solchen Vorzeichen angekündigt werden. Nicht zuletzt der »Verjüngungsrummel« hat Wissenschaftler davon abgehalten, sich mehr mit solchen Mitteln zu befassen und ihre Wirkung zu erforschen. Professor Dr. Schimert meint: »Sicher sind es diese bedauerlichen Auswüchse, die viele namhafte Wissenschaftler veranlaßt haben, sich von dieser Entwicklung in der Geriatrie vielleicht zu schroff und sicher zum Schaden der Sache zu distanzieren.«

In fast allen Fällen enthalten die Präparate gegen vorzeitiges Altern Wirkstoffe, die nicht schaden können. Das setzt sie unter Pharmakologen dem Verdacht aus, daß sie auch keinen Nutzen haben.

Professor Dr. Schimert aber meint: »Welche Möglichkeiten in vielen pflanzlichen Wirkstoffen liegen, die schon seit alters her gebraucht werden, zeigen die heute gebräuchlichen Präparate aus den zum Teil abgewandelten Wirkstoffen der Rauwolfia (indische Pflanze, blutdrucksenkend), aus der Roßkastanie oder dem Mutterkorn, von Digitalis ganz zu schweigen.«

14. Zellulartherapie

Rettung durch Frischzellen

Etwa 400 bis 450 Ärzte in der Bundesrepublik behandeln ihre Patienten regelmäßig nach einer Methode, von der die Schulmedizin nichts wissen will. Es ist die Zellulartherapie, die von dem Schweizer Chirurgen Prof. Dr. Paul Niehans (1882–1971) entwickelt wurde. An den Medizinischen Fakultäten wird diese Methode nicht gelehrt, in medizinischen Fachzeitschriften erscheinen seit Anfang der sechziger Jahre kaum noch Veröffentlichungen zu diesem Thema. Und dennoch erhalten alljährlich Tausende von Patienten Zellinjektionen – Frischzellen oder Trockenzellen aus Tierorganen –, die Alterserscheinungen bannen und Krankheiten heilen sollen.

Eine dieser Patienten ist die Hamburgerin Heidrun Prozesky, die heute in Johannesburg (Südafrika) lebt, gesund und munter. Sie hat ihr Leben einer Zellinjektion zu verdanken, weil einige Ärzte zu dieser Methode Zuflucht nahmen, obgleich sie von ihr nicht überzeugt waren. Es war nichts als ein letzter Versuch, der ohnehin nicht mehr schaden konnte.

Heidrun Prozesky mußte im Juni 1968 in einer Hamburger Klinik operiert werden, weil ihre Schilddrüse kropfartig vergrößert war. In einer schwierigen Operation wurde die Zwanzigjährige von einem Tumor befreit, der mehr als ein Pfund wog. Dabei kam es zu Verletzungen an den Nebenschilddrüsen. Diese vier linsengroßen Epithelkörperchen, die der Schilddrüse von außen anliegen, sind lebenswichtig. Sie versorgen den Körper mit einem Hormon, das den Kalzium-Phosphor-Stoffwechsel reguliert.

Durch die Verletzung dieser Drüsen senkte sich im Körper der Heidrun Prozesky der Kalziumspiegel. Die Folge waren lebensbedrohende Krämpfe. Zwei Tage lang konnten sie durch Kalkspritzen mühsam gedämpft werden, aber dann versagten die Spritzen. In ihrer Not wandten sich die Ärzte an einen Internisten, der seit mehr als einem Dutzend Jahren mit der Niehansschen Methode vertraut war. Er handelte sofort: Von einem Tierarzt auf dem Hamburger Schlachthof ließ er sich Epithelkörperchen bringen, die einem Ochsen entnommen worden waren. Die Drüsen wurden zerdrückt und in einer physiologischen Lösung aufgeschwemmt. Diese Flüssigkeit wurde der in Krämpfen zuckenden Patientin in einen Brustmuskel eingespritzt. Und sofort beruhigte sich das junge Mädchen. Die Krämpfe kehrten nicht wieder. Heidrun Prozesky war gerettet.

Sie wurde gerettet, weil sich einer ihrer Chirurgen an einen fast identischen Fall erinnerte, der schon 38 Jahre zurücklag und die Geschichte der Zellulartherapie eingeleitet hatte.

Die Entdeckung des Dr. Paul Niehans

1931 wurden bei einer Kropfoperation in einer Lausanner Klinik die Nebenschilddrüsen einer ältlichen Bäuerin zerstört. Die schweren Krämpfe, die darauf folgten, waren nicht zu beheben. Klinikchef Professor de Quervain telefonierte mit einem Chirurgen, der sich schon jahrelang mit Drüsenverpflanzungen befaßt hatte, mit einem gewissen Dr. Paul Niehans. Vielleicht gab es die Chance, durch eine solche Verpflanzung das Leben der Frau zu retten.
Niehans wollte es versuchen. Er ließ sich die Drüsen vom Schlachthof kommen, während ein Krankenwagen mit der Patientin zu ihm unterwegs war.
Was dann geschah, schildert Niehans so: »Da die Patientin sterbend in meiner Klinik ankam, konnte ich die vorgesehene und vorbereitete Drüsentransplantation nicht mehr vornehmen. So zerschnitt ich Epithelkörperchen der Nebenschilddrüse vom Rind in kleinste Teile, gab physiologische Kochsalzlösung hinzu und injizierte sie in den Brustmuskel. Ich dachte, die Wirkung würde, wie bei einer Hormoninjektion, nur von kurzer Dauer sein. Aber überraschenderweise wurde die Frischzelleninjektion nicht nur reaktionslos vertragen, sondern ihre Wirkung hielt an.«
Als die alte Frau starb, waren seit der Injektion mehr als 30 Jahre vergangen. Einige Zeit zuvor hatte die Bäuerin ihren 90. Geburtstag gefeiert.
Für Dr. Paul Niehans war die Frischzelleninjektion ein Meilenstein auf seinem Weg: »Der 1. April 1931 wurde Geburtstag und Geburtsjahr der Zellulartherapie.« Zuvor hatte Dr. Niehans nur ganze Drüsen implantiert, meist mit nicht sehr großem Erfolg. Die spontane Idee, es statt

mit dem Organ nur mit Organzellen zu versuchen, war ein Geniestreich, der ihm den Weg wies – und der ihn auch auf Irrwege führte.

Das Drama von Vinca

Für Niehans war die Injektion von Zellen der Nebenschilddrüse nur ein Anfang. Je mehr er sich mit dem Thema beschäftigte, desto klarer wurde ihm, worum es dabei überhaupt ging.
Für die Implantation in den Menschen wählte er eine ganze Reihe verschiedener Zellen, meist aus den Organen noch ungeborener Tiere, weil diese besonders gut vom menschlichen Körper vertragen werden. Es kommt dabei nur selten zu Abwehrreaktionen. Dabei muß man sich vor Augen halten, daß eine Implantation von Zellen im Prinzip von der Transplantation eines Organs nicht so sehr verschieden ist. Die Herztransplantation aber hat erschreckend gezeigt, wie sehr der Körper des Empfängers sich gegen die Aufnahme des Spenderorgans wehrt.
In dem Augenblick, in dem körperfremde Zellen in den Organismus eindringen und in die Blutbahn gelangen, setzt eine komplizierte Abwehrreaktion ein, deren Mechanismus bis jetzt noch nicht in allen Phasen geklärt ist. Auf jeden Fall erkennt das Abwehrsystem die Fremdartigkeit der Eindringlinge und bekämpft sie: Wie Staub und Schmutz in einer offenen Wunde abgestoßen werden, wie Bakterien unschädlich gemacht werden, so werden auch fremde Gewebezellen abgestoßen.
Aber es gibt Ausnahmen. Das Kind, das im Leib der Mut-

ter heranwächst, ist durchaus kein »Zellenstaat«, der mit dem mütterlichen Gewebe identisch ist. Und dennoch duldet der mütterliche Körper den »Eindringling«. Diese Tatsache gehört zu den Rätseln, die erst langsam gelöst werden. Wenn man die genaue Lösung kennt, wird man auch wissen, warum der menschliche Organismus nicht mit einer heftigen Abwehrreaktion antwortet, wenn ihm nach der Niehansschen Methode embryonale Zellen oder Zellen von noch sehr jungen Tieren injiziert werden.

Niehans ging von der Vorstellung aus, daß die injizierten tierischen Zellen je nach Art der Organe, von denen sie stammen, gewisse Wirkungen auf organverwandte Gewebe ausüben. So wirken Leberzellen auf die Leber, Herzzellen auf das Herz, Hirnzellen auf das Hirn. Aber nicht in jedem Fall: Eine gesunde Leber, ein gesundes Herz, ein gesundes Gehirn brauchen keine Regeneration – also verpufft die Wirkung der injizierten Zellen. Sie wirken nur auf das erkrankte Organ. Mit dieser Meinung stellte sich Niehans natürlich in schroffen Gegensatz zu allen Medizinern, die höchstens eine hormonale Wirkung gelten lassen wollten. Für seine Kritiker war es – und ist es – undenkbar, daß injizierte Zellen etwa aus Tierlebern eine gezielte Wirkung auf die erkrankte Leber des Menschen ausüben können.

Ein dramatisches Ereignis aber, über das detaillierte klinische Berichte vorliegen, scheint auf den ersten Blick die Niehanssche Ansicht von der gezielten Wirkung der Frischzellen auf das erkrankte Organ zu bestätigen.

1958 kam es im jugoslawischen Kernforschungszentrum Vinca zu einem Unfall. Aus Gründen, die sich nachher nicht mehr genau rekonstruieren ließen, war die mit Natur-Uranstäben bestückte Versuchsanlage »kritisch geworden«: Es kam zu einem Strahlenausbruch. Er wurde erst bemerkt, als es nach einigen Minuten nach Ozon zu riechen begann. Für sechs Personen – darunter eine Frau – war es zu spät. Sie waren bereits durch Neutronen- und Gammastrahlen verseucht worden. Man wußte nicht, wie stark die Dosis im Einzelfall war (es gibt darüber unterschiedliche Angaben), aber auf jeden Fall war sie lebensbedrohend.

Die sechs Wissenschaftler wurden am nächsten Tag nach Paris geflogen und kamen dort zur Behandlung in das Krankenhaus der Curie-Stiftung. Die Strahlenkranken hatten (bis auf einen, der nur einer geringen Strahlendosis ausgesetzt war) fürchterlich zu leiden. Sie wurden von Kopfschmerzen, Schlaflosigkeit und Schweißausbrüchen gequält; ihre Haut trocknete aus und wurde rissig, es kam zu einem fast vollständigen Haarausfall.

Am deutlichsten aber wurden die Schädigungen bei Betrachten des Blutbildes. Der Anteil der weißen und der roten Blutkörperchen im Blutplasma wurde immer geringer. Das Knochenmark war offensichtlich durch die Strahlen so geschädigt, daß es keine Blutkörperchen mehr bilden konnte. Einer der sechs Patienten starb; einem ging es leidlich gut; die anderen vier sahen den Tod vor Augen. Bluttransfusionen hatten keinen Erfolg.

Zu einem Zeitpunkt, da die Ärzte das Ende von vier Patienten voraussehen konnten, entschlossen sie sich, von freiwilligen Spendern Knochenmarkzellen aus dem Brustbein zu entnehmen und sie den Todkranken zu injizieren. Sie benutzten damit die Methode der Niehansschen Zellulartherapie, wenn sie auch statt tierischen Zellmaterials menschliche Zellen übertrugen.

Die Injektionen hatten Erfolg. Es kam zu einer schlagartigen Besserung. Und nach und nach erlangten die jugoslawischen Wissenschaftler ihre volle Gesundheit zurück.

Die Frau, die zu dieser Gruppe gehörte, schenkte 1965 einem gesunden Kind das Leben.
Auf den ersten Blick mußte es den Anschein haben, als hätten die injizierten Zellen eine Wirkung an dem Ort erzielt, wo sie benötigt wurden – im blutbildenden Knochenmark der Patienten. Denn aus den Krankengeschichten geht hervor, daß es gleich nach der Implantation der Knochenmarkzellen zu einem Anstieg der Blutzellen im Plasma der Empfänger kam. Aber Blutzellen waren ja nicht übertragen worden. Mit einer besonderen Methode konnte man jedoch Einsicht in den genauen Ablauf des Geschehens gewinnen. Dabei ließ sich nachweisen, daß in der ersten Phase der Besserung die neuen Blutzellen aus dem implantierten Knochenmark stammten, nicht aber aus dem Knochenmark der Patienten. Erst in der zweiten Phase nahm dann auch die Eigenproduktion von Blutkörperchen wieder zu.
So wurde durch die Injektion von Knochenmarkzellen die lebensbedrohende Periode überbrückt, in der das Knochenmark der Strahlengeschädigten seine Funktion eingestellt hatte. Heute weiß man, daß strahlengeschädigte Zellen sich viel häufiger regenerieren, als man früher annahm. Das Implantat hatte dem Knochenmark die Zeit gegeben, sich selber zu regenerieren.
Dann wäre also die Zelltherapie doch nur eine »Überbrückungstherapie«? Dann wirken die Zellen also nicht direkt auf das erkrankte Organ?
Dem Zweifel, der in diesen Fragen liegt, widerspricht der Zellforscher Prof. Dr. Franz Schmid, Aschaffenburg. Nach seiner Meinung werden die implantierten Zellen im Organismus des Empfängers sehr schnell abgebaut, bis sie nur noch große Moleküle sind. Diese werden »nach einem Selbstverteilungsprinzip an den Stellen eingebaut, wo sie

strukturell hinpassen: Voraussetzung ist deshalb ein Struktureffekt der erkrankten Gewebe«. Das heißt mit anderen Worten: Das, was an der in den Organismus eingespritzten Zelle heilend wirksam ist, findet seinen Weg zu dem Ort, an dem es gebraucht wird. So erklären die Zelltherapeuten ihre Erfolge.

Die Wissenschaft kann da nicht mitmachen – und sie will es wohl auch nicht, da diese Art Wirkungsmechanismus in kein medizinwissenschaftliches Bild paßt.

Niehans-Patient Papst Pius XII.

Niehans hat behauptet, daß er Tausende mit seiner Therapie geheilt hat. Und unter diesen Tausenden sind einige, deren Namen in der ganzen Welt bekannt sind. Wohl der berühmteste der Niehans-Patienten war Papst Pius XII. Durch den deutschen Dirigenten Wilhelm Furtwängler war der sehr religiöse Nichtkatholik Niehans in Kontakt mit dem Oberhaupt der katholischen Christenheit gekommen. Niehans hatte Furtwängler nach dem Krieg in der Schweiz Asyl gewährt, als die Amerikaner den »Nazi-Dirigenten« vor ein Gericht stellen wollten. (Niehans wußte, wie groß die Kluft zwischen Furtwängler und den Nazis gewesen war.)

Furtwängler hatte im Frühjahr 1953 eine Privataudienz beim Papst. Dabei erfuhr er, daß der Heilige Vater unter chronischer Schlaflosigkeit litt. Ihm war es selber so ergangen, ehe Niehans ihn durch Zellinjektionen davon geheilt hatte. Also riet er dem Papst, Niehans kommen zu lassen. Das geschah dann im Oktober 1953.

Niehans aber wollte Pius XII. nicht mit Frischzellen behandeln, weil der Papst offensichtlich auch an einer Infektion litt, die durch Zellinjektionen nur verschlimmert werden konnte. Also riet er dem Papst, sich einmal eine Woche Ruhe zu gönnen. Doch dieser Rat wurde nicht akzeptiert. Am 12. Februar 1954 wurde Niehans dann dringend in die Sommerresidenz des Papstes nach Castel Gandolfo – etwa 25 Kilometer von Rom entfernt – gebeten. Als er eintraf, fand er Pius XII. in sehr schlechtem Zustand: Er erbrach, spuckte Blut und mußte künstlich ernährt werden. Krampfartiger Schluckauf quälte den 77 Jahre alten Mann, und keiner der herbeigerufenen Spezialisten hatte auch nur ein wenig helfen können.
Durch eine simple Massage befreite Niehans den Papst vom Schluckauf. Und dann bereitete er eine Zellinjektion vor.
Es dauerte fünf Wochen – bei Zellinjektionen keine ungewöhnliche Frist –, ehe sich Wirkungen zeigten: Der Papst konnte sich wieder im Bett aufrichten, er konnte kleine Arbeiten verrichten, und er konnte endlich wieder essen. Nach einer zweiten Injektionsserie ging es dann noch schneller aufwärts, und der Papst war bald gesünder als während vieler Jahre. In der Weltpresse wurden alle möglichen und sehr viele unmögliche Spekulationen über die Krankheit des Papstes laut. Vor allem nannte man zahllose Organe, aus deren Zellen dem Papst Injektionen bereitet worden sein sollten. Welche Zellarten es wirklich waren, blieb jedoch unbekannt. Wie Niehans einmal sagte, hatte er dem Papst versprochen, darüber Stillschweigen zu bewahren.
Der Papst ernannte Niehans 1955 zum Mitglied der Päpstlichen Akademie der Wissenschaften. Er trat damit an die Stelle des verstorbenen Sir Arthur Fleming, der

das Penicillin entdeckt hatte. Und auf dem Schreibtisch des Schweizer Arztes stand von nun an ein Bild des Papstes mit eigenhändiger Widmung in deutscher Sprache.

Der Hohenzollern-Enkel und die Weltberühmten

Die Aufnahme in die Päpstliche Akademie war für Niehans ein bedeutsames Zeichen, das er gern als wissenschaftliche Anerkennung sah. Nur ein einziges Mal davor – und nie wieder danach – ist ihm eine derartige Anerkennung durch ein wissenschaftliches Gremium zuteil geworden. Auf Vorschlag des Präsidenten der Bundesrepublik Deutschland, Theodor Heuss – der Niehans-Patient war –, wurde der Schweizer 1952 mit der Würde eines Ehrensenators der Medizinischen Fakultät an der Universität Tübingen ausgezeichnet. In einem Gutachten der Fakultät heißt es, die Zellulartherapie »ist ursprünglich in echt ärztlicher Einstellung aus einem dringenden therapeutischen Anliegen entstanden. Sie bedarf noch zur vollen wissenschaftlichen Würdigung einer umfangreichen Nachprüfung«.

Durch die spektakuläre Behandlung des Papstes und durch ihren Erfolg wurde die Zellulartherapie fast über Nacht geradezu zu einer Mode. War der Papst nicht sichtlich jünger geworden? Sollten nicht auch andere Menschen, ob prominent oder nicht, sich verjüngen lassen? Niehans geriet in den Ruf, ein Verjüngungsdoktor zu sein, und dieser Ruf begleitete auch seine Methode.

Als Prof. Dr. Paul Niehans am 2. September 1971 starb, war er 89 Jahre alt geworden. Doch gerade er ist durchaus kein Beweis für die angeblich verjüngende oder gar lebensverlängernde Wirkung seiner Zellulartherapie. Niehans hat sich – es war im Jahre 1949 – lediglich ein einziges Mal Zellen injiziert, um ein Prostataleiden zu behandeln. Er hatte damit Erfolg, aber nie wieder hat er sich selber zur Therapie Zellen eingespritzt.

Dafür aber hatte er Patienten in Hülle und Fülle. Zwei Jahre vor seinem Tode sagte er: »Ich habe bisher über 45 000 Zellinjektionen ausgeführt.«

Bis etwa Mitte der fünfziger Jahre behandelte er arm und reich, und manchmal mußten vermögende Patienten doppelt und dreifach bezahlen, damit ärmere umsonst behandelt werden konnten. Ein Mitarbeiter der früheren Jahre schildert, daß rund ein Drittel der Patienten nichts zahlte. Ab Mitte der fünfziger Jahre aber, vor allem nach der Behandlung des Papstes Pius XII. empfing Niehans durchweg nur noch Patienten, die mindestens 1500 Dollar für eine Behandlung ausgeben konnten. In einem Interview bekannte er damals: »Neun von zehn Patienten, die zu mir kommen, weise ich ab. Ich wähle diejenigen zur Behandlung aus, die einen Wert für die Menschheit repräsentieren.«

Darunter waren Berühmtheiten aus der ganzen Welt. Meist kamen sie anonym und wollten nicht, daß man von ihrer Zellkur Aufhebens machte. Von manchen aber wurde dennoch bekannt, daß sie zu Niehans' Patienten gehörten. Es seien die Namen nur einiger von ihnen für viele andere genannt: Aga Khan, Georges Braque, Christian Dior, Wilhelm Furtwängler, Sacha Guitry, Gayelord Hauser, Theodor Heuss, König Ibn Saud, Thomas Mann, Somerset Maugham.

Auch Winston Churchill wurde mit Frischzellen behandelt – aber nicht von Niehans. Als Englands großer alter

Mann sich bei dem Schweizer Arzt anmelden lassen wollte, machte Niehans Ausflüchte: Da Churchill recht heftig trank und rauchte, würden die Zellen bei ihm keine Wirkung haben. In Wirklichkeit aber hatte Niehans ganz andere Gründe. In einem Gespräch vertraute er einem amerikanischen Journalisten an, er wolle nicht den Mann behandeln, »der für das unmenschliche Bombardement deutscher Städte während des letzten Krieges verantwortlich ist«.

Es ist mittlerweile kein Geheimnis mehr, daß Niehans dem Hause Hohenzollern entstammt, wenn auch weder er noch die Angehörigen des Herrscherhauses es jemals offiziell bestätigt haben. Aber er trug mit Stolz den »Schwarzen preußischen Adlerorden«, den Hausorden der Hohenzollern. Sein Großvater war Friedrich III. von Preußen, der nur vom März bis zum Juni 1888 als Kaiser regiert hatte, bis er qualvoll an Kehlkopfkrebs starb.

Bevor Friedrich III. sich mit Viktoria von England verheiratete, beauftragte er die Gräfin Fürstenberg mit Geheimaufträgen, die den englischen Hof betrafen. Außerdem war die Gräfin eine seiner Geliebten. Als sie ein Kind erwartete, wurde sie – mit Gut und Geld überhäuft – in die Schweiz abgeschoben und gebar dort ein Mädchen. Als dieses Mädchen, das Anna Franziska getauft wurde, heiratete, sandte Friedrich III. eine Schatulle voll Juwelen als Mitgift. Der Mann, den die junge Dame ehelichte, war ein Chirurg namens Dr. Paul Niehans, der Vater des späteren Frischzellen-Niehans.

Die Hohenzollern vergaßen ihre Schweizer Abkömmlinge nicht. Als Paul Niehans jr. die Schule verlassen hatte, forderte ihn sein deutscher Onkel Kaiser Wilhelm II. auf, in die preußische Kadettenanstalt in Potsdam einzutreten. Aber Paul Niehans sagte ab. Er studierte lieber in der

Schweiz Theologie und – nach einem kurzen Zwischenspiel als Pastor – Medizin.

Niehans wurde Chirurg und Endokrinologe. Die Endokrinologie, die Lehre von der Funktion der Drüsen, die ihre Hormone in die Blut- oder Lymphbahn abgeben, war damals noch in einem frühen Stadium der Entwicklung. Gerade deshalb reizte sie Niehans. Eine Zeitlang hat er sich, wie er sagte, intensiv mit dem Studium der Hypophyse, der Hirnanhangdrüse, beschäftigt, die unter anderem Wachstumshormone bildet. 1927 unternahm er ein Experiment, das bis heute wissenschaftlich umstritten ist: Er verpflanzte Gewebeschichten von Hypophysen-Vorderlappen auf jugendliche Zwerge. Über das Resultat berichtete er: »Es ergaben sich Steigerungen des Längenwachstums bis zu 32 Zentimetern.«

Schmunzelnd erzählte Niehans später: »Man nannte mich den Chirurgen der Zwerge.« Es war ein nicht ganz unproblematischer Ruhm, denn als Niehans 1930 eine Reise nach New York machte, wartete in der Hotelhalle schon ein Zwerg, um behandelt zu werden. Am nächsten Tag kamen drei weitere, am darauffolgenden drängten sich bereits an die zwei Dutzend Liliputaner in der Hotelhalle, um von Niehans vergrößert zu werden.

Diskret, aber unmißverständlich wurde der Chirurg der Zwerge von der Hoteldirektion aufgefordert, den Hotelgästen diese Zwergeninvasion zu ersparen und sich ein anderes Quartier zu suchen.

Die ersten Versuche

Bis 1931 blieb Niehans bei seiner Methode, verschiedene Krankheiten durch Implantationen von Zellgewebe – meist Hypophyse, Hoden und Eierstöcken von Tieren – zu heilen. Dabei scheinen sich Erfolg und Mißerfolg die Waage gehalten zu haben. Erst 1931 versuchte er es mit einer Frischzelleneinspritzung in dem berühmt gewordenen Fall der Bäuerin, die nach einer Kropfoperation unter lebensbedrohenden Krämpfen litt.

Was Niehans später »die Geburtsstunde der Zellulartherapie« nannte, war allerdings nicht mehr als ein erster Anstoß. Es vergingen Jahre, ehe er sich wirklich an Experimente mit Zellen heranwagte. Vor allem waren es die Arbeiten des französischen Nobelpreisträgers Alexis Carrel, die Niehans beeindruckten. Carrel hatte einem Hühnerembryo Zellen entnommen und sie in einer Nährlösung gezüchtet. Wenn eine dieser Zellkulturen zugrundezugehen drohte, so brauchte der Forscher nur wenige frische Zellen hinzuzufügen, um auch den alten Zellen neues Leben zu geben.

Auf diese Weise gelang es ihm, Zellen in einer Nährlösung über 27 Jahre am Leben zu erhalten. Wahrscheinlich wären sie sogar – so meinte jedenfalls Niehans – unsterblich gewesen, wenn die Kulturen nicht durch die Unachtsamkeit eines Laboratoriumsdieners vernichtet worden wären.

Mit Zellkulturen, die ihm von Alexis Carrel zur Verfügung gestellt wurden, machte Niehans seine ersten Tierversuche. Das war 1937. Während er als Klinikchirurg viele Magengeschwüre zu operieren hatte, wurde er auf die vom Hypothalamus (Teil des Zwischenhirns) ausgehenden Wirkungen aufmerksam: Hypothalamusstörungen führten bei Affen zu Magengeschwüren. Niehans stellte sich die Frage, ob nicht Schädigungen des Hypothalamus auch bei seinen Patienten Magengeschwüre verursacht hatten. Nach seiner Theorie müßten dann durch Hypothalamus-Zellinjektionen die Störungen beseitigt werden. Als Folge müßten dann auch die Magengeschwüre verschwinden.

Durch spezielle Untersuchungsmethoden wurde festgestellt, daß tatsächlich in der Hälfte der Fälle von Magengeschwüren der Hypothalamus beteiligt war. Niehans zog daraus den Schluß: »Von nun an machte ich in solchen Fällen eine Einspritzung von Hypothalamuszellen, statt den halben Magen zu entfernen. Ich war sehr überrascht, daß die Patienten so schön ausheilten.«

Genau 20 Jahre später veröffentlichte Prof. Dr. Hans Georg Rietschel, der der Zellulartherapie positiv-kritisch gegenübersteht, von ihm beobachtete Behandlungsergebnisse an zwölf Patienten mit Magengeschwüren, die mit Zellinjektionen behandelt wurden. Fünf der Kranken erhielten nur Zellen, sieben erhielten eine zusätzliche Diät und mußten das Bett hüten. Die sieben Patienten mit Diätbehandlung erfuhren allesamt eine Besserung. Aber nur bei einem von den fünf Patienten, die ausschließlich mit Zellen behandelt wurden, stellte sich eine Besserung ein. Bei vier Fünftel der Zellpatienten hat also die Zelltherapie allein nichts ausgerichtet.

Nach diesem Ergebnis lautet die Meinung von Prof. Rietschel: »Ob es wirklich zu einer Abheilung eines Ulkus unter der Zelltherapie kommen kann, ist ein vollkommen offenes Problem.«

»Schwangere Männer« beim Abderhalden-Test

Medizinwissenschaftler lehnen bereits die Untersuchungsmethoden ab, mit denen in den Niehansschen Fällen eine Beteiligung des Hypothalamus nachgewiesen wurde. Die Methode war der sogenannte Abderhalden-Test.
Der Physiologe Emil Abderhalden (1877–1950) hat diesen Test entwickelt. Sein Sohn Rudolf, der als Mediziner die Arbeit des Vaters weiterführte und -entwickelte, sagt zu den Grundlagen der Methode: »Zufuhr von artfremdem Eiweiß durch die Blutbahn oder durch die Haut führt zum Auftreten von Proteïnasen (spezifischer Fermente, die allein zum Abbau bestimmter Eiweißstoffe im Blut gebildet werden) gegen dieses Eiweiß im Blut des Empfängers. Solche Abwehrproteïnasen entstehen auch gegen körpereigenes, aber blutfremdes Proteïn. So treten im Blutserum von Schwangeren Abwehrproteïnasen gegen Plazenta-Eiweiß auf. Sie lassen sich auch im Urin nachweisen.«
Aus diesem Grunde soll sich der Abderhalden-Test auch für die Erkennung einer Schwangerschaft eignen. Die Probe aufs Exempel wurde mehr als einmal gemacht.
Eines Tages, kurz vor dem Ersten Weltkrieg, wurden dem Abderhalden-Laboratorium ein halbes Dutzend Urinproben durch einen Boten übergeben. Die Fläschchen mit den Proben waren mit Zetteln beklebt, auf denen weibliche Vornamen standen. Die Frage lautete: Welche dieser Mädchen oder Frauen sind schwanger? Abderhalden war geehrt: Der Bote, der die Fläschchen brachte, wurde von Wilhelm II. geschickt, und Majestät wünschte baldige Aufklärung. Sie ward ihm zuteil: Der Test ergab, daß zwei der Mädchen schwanger waren.

Am Kaiserhof war man ob dieser Nachricht überrascht, aber die Überraschung löste sich in einem gewaltigen Gelächter: Alle sechs Proben stammten von Angehörigen des Leibregiments, in dem nur kernige Männer dienten.
Zwei Wissenschaftler von der Medizinischen Universitätsklinik Köln, Prof. Dr. Hans Schulten und sein Assistent Dr. Ulrich Kanzow, haben 1957 die Abderhaldensche Methode noch einmal überprüft, und zwar an 55 Personen, teils Kranken, teils Gesunden. Es stand also in jedem Fall genau fest, ob die Probanden an einer Krankheit litten und welche Organe erkrankt waren. Mit diesem Wissen wurden Urinproben an zwei voneinander unabhängige, auf den Abderhalden-Test spezialisierte Labors gegeben.
Unter anderem »bewies« das Testergebnis auch in diesem Fall, daß sechs männliche Patienten schwanger waren. Von 17 Patienten mit genau erkannten Krankheiten wurden jeweils zwei Urinproben vom gleichen Tage an nur ein Labor gegeben. Die Ergebnisse hätten also identisch sein müssen. Doch die festgestellten Befunde stimmten nur zu 37 Prozent überein. Die beiden Kölner Wissenschaftler kamen zu dem Ergebnis, daß der Abderhalden-Test »den wissenschaftlichen Wert eines Horoskops« habe. Sie bescheinigen den Befunden »völlige Wertlosigkeit mit der Gefahr der Irreführung für die Diagnostik«.
Niehans sah diesen Test geradezu als Bestandteil seiner Zellulartherapie an. Denn er brauchte eine Methode, um feststellen zu können, welche Organe bei einer Erkrankung in Mitleidenschaft gezogen waren. Danach wählte er die Zellen aus, die für eine Injektion nötig waren. Seiner Meinung nach konnten nur diejenigen Tierzellen eine Heilung bewirken, die dem erkrankten Organ des Patienten entsprachen.

Die Zellulartherapie wird klinisch geprüft

Betrachtet man nun die Veröffentlichungen Niehans' in ihrer chronologischen Reihenfolge, so stößt man auf eine Merkwürdigkeit: Noch 1954 spricht er von der Zellulartherapie als von einem »Heilverfahren«. Es finden sich auch Aussprüche wie »Heilungseffekte« und »Heilerfolge«. 1969 aber fehlt das Wort »heilen« völlig. Nun ist die Zellulartherapie eine »biologische Behandlung«, und sie erzielt »günstige Wirkungen« und »überraschende Erfolge«. In den Jahren zwischen diesen Veröffentlichungen mit ihren so unterschiedlichen Ausdrucksweisen sind mit der Zellulartherapie an Kliniken Versuche angestellt worden, von deren Ergebnissen die Ausdrucksweise Niehans' beeinflußt sein dürfte.

Die Zellforscher Dr. F. Knüchel und Dr. W. Kuhn haben die Ergebnisse eines klinischen Experiments vorgelegt, mit dem sie objektive Wirkungen nachweisen wollten.

Sie wählten 17 Patienten aus, deren Nebennierenrinde nur mangelhaft funktionierte, so daß bestimmte Hormone in nur sehr geringen Mengen produziert wurden. Diesen Patienten injizierten die beiden Forscher Trockenzellen von tierischen Nebennierenrinden. Danach stieg die Produktion der Nebennierenrindenhormone beträchtlich und deutlich meßbar. Vor allem wurde im Harn der Patienten mehr Hormon festgestellt, als durch die injizierten Zellen in den Körper gelangt sein konnte. Die Hormonproduktion war also körpereigen. Damit wäre die Wirkung des Zellpräparates auf die Nebennierenrinde bewiesen gewesen.

Dieses Experiment wurde jedoch von anderen Forschern an den Städtischen Krankenanstalten Mannheim wiederholt, allerdings nur an sechs Patienten. Messungen zeigten danach, daß der Hormonanstieg nur gering war. Er lag innerhalb der Schwankungsbreite, die ohnehin im Verlauf mehrerer Tage auch ohne jegliche Medikamente auftrat. Die behauptete Wirkung der Zellen war also in diesem Fall nicht nachzuweisen.

Eine der wichtigsten Veröffentlichungen ist das Werk »Problematik und Klinik der Zellulartherapie« der Universitätsprofessoren Dr. Hans Georg Rietschel, Dr. Heinz Kalk und Dr. Hans Schmidt. Aus diesem Werk sollen hier einige typische Zitate folgen:

»In 26 von 45 Herz- und Kreislauffällen, also bei mehr als der Hälfte, war nach einem Vierteljahr weder eine objektive noch eine subjektive Wirkung der injizierten Zellen mehr nachzuweisen. In zehn Fällen hielt der Erfolg bis zu einem halben Jahr an, in sieben Fällen bis zu einem Jahr und nur in zwei Fällen noch länger.«

»Von 16, allerdings meist sehr schweren Fällen organischer Gefäßerkrankungen der Peripherie fand sich sechsmal eine Besserung, die viermal objektivierbar war. Zwei Erfolge dauerten ein Vierteljahr an, einer nur sechs Wochen, einer ein halbes Jahr.«

»Bei Arthrosen [Abnutzungserkrankungen der Gelenke] wurden von zehn Fällen sieben gebessert, allerdings war der Erfolg nur zweimal objektivierbar. Die Besserung hielt ganz verschieden lange Zeit an, aber nur einmal bis zu zwei Jahren.«

Es ist deutlich, daß es sich in diesen – und anderen – Fällen nicht um Heilungen handelt, sondern um Besserungen von oft nur kurzer Dauer. Aufgrund derartiger Erfahrungen hat Niehans das Wort »heilen« wahrscheinlich in den Hintergrund treten lassen. Aber er war nicht immer so verständig. 1948 wollten einige Millionäre große Summen für ein Forschungsinstitut bereitstellen, in dem die Erfolge der Zellulartherapie wissenschaftlich überprüft werden sollten. Als es jedoch hieß, Niehans solle auf dies Institut keinen Einfluß nehmen, damit die Objektivität gewährleistet sei, hatte er kein Interesse mehr. Er brachte das Projekt sogar zu Fall.

Seine wissenschaftlicher Arbeit nicht eben zuträgliche Starrköpfigkeit wurde auch an einem anderen Projekt deutlich. Da Niehans behauptet hatte, er könne durch Zellen die Homosexualität heilen, wollte der Hamburger Sexualforscher Prof. Dr. Hans Giese ein wissenschaftliches Experiment machen. Mit Wissen, Einverständnis und Zustimmung von Niehans gab er 30 Homosexuellen ein Jahr lang Zellinjektionen. Die Methode versagte völlig; nicht ein einziger Fall wurde geheilt.

Als Prof. Giese zu dem Urteil gelangte, daß »die Zellulartherapie für Homosexuelle nicht geeignet« sei, brach Niehans brüsk den Briefwechsel ab. Aber noch 1969 behauptete er öffentlich: »Wir haben bei der Homosexualität schöne Erfolge.«

Derartige Äußerungen, die mit der Wirklichkeit nicht übereinstimmen, mußten zur Kritik herausfordern. Heute hat die Zellulartherapie bei der Behandlung einzelner Krankheiten ihre Bedeutung weitgehend verloren. In zahlreichen Privatkliniken und in der Praxis wird sie jedoch weiterhin zur Revitalisierung bei vorzeitigem Altern angewandt.

So sieht eine Zellkur aus

Direktor Ewald K. (54) fuhr mit einem großen Wagen, gesteuert von einem livrierten Chauffeur, vor das Tor des oberbayerischen Frischzellen-Sanatoriums. Der Pensionär Joachim S. (68) hatte vom nahegelegenen Bahnhof aus eine Taxe genommen. Als sie am Sonntagvormittag das Privatsanatorium betraten, wollten sie beide dasselbe: sich von Grund auf mit neuer Lebenskraft volltanken. Sie hatten ferner gemeinsam, daß sie Privatpatienten waren; denn Kassen zahlen für solche Kuren nicht. (Sie leisten bei Zellenbehandlung höchstens dann eine Beihilfe, wenn es sich um eine angeborene Erkrankung einer Drüse mit innerer Sekretion handelt oder wenn in einer lebensbedrohenden Situation alle anderen Methoden versagt haben. Aber auch dann muß ein amtsärztliches Gutachten eingeholt werden.)

Die beiden Sanatoriumspatienten waren nicht in Lebensgefahr. Direktor K. litt unter nervösen Störungen, Schlaflosigkeit, Unrast und Impotenz. Joachim S. klagte über Vergeßlichkeit, Konzentrationsschwäche und andere Alterserscheinungen.

Der Sanatoriumsaufenthalt der beiden war auf eine knappe Woche terminiert. Am Sonntag fanden bereits die ersten ärztlichen Untersuchungen statt, die am Montag systematisch und gründlich fortgesetzt wurden. Nach den Ergebnissen dieser Untersuchungen wurden die Frischzellenpräparate ausgewählt. Am Dienstag war Schlachttag. Das Sanatorium verfügt über eine eigene Herde von etwa 600 Schafen, denen die entsprechenden Organe entnommen werden. Sie werden zerkleinert und in einer speziellen Lösung auf Spritzen gezogen. Im allgemeinen erhalten die

Patienten in dieser Klinik acht bis zehn Injektionen mit Frischzellen aus rund zwei Dutzend verschiedenen Organen.

Die Injektionen wurden den beiden Patienten am Dienstag, kurz nach der Schlachtung der Tiere, verabfolgt. Bis Donnerstagnachmittag war dann strenge Bettruhe verordnet. Freitag durften die beiden aufstehen und ein wenig spazierengehen. Am Nachmittag sahen sie einen Film über die Frischzellengewinnung und konnten mit den Ärzten diskutieren. Am Samstag reisten sie wieder ab.

Bei den beiden genannten Personen liegt die Behandlung jetzt etwa zwei Jahre zurück. Hat sie geholfen?

So beantwortet Direktor K. die Frage: »Es dauerte einige Wochen, bis ich den Erfolg richtig merkte. Ich wurde ruhiger, der tägliche Bürostreß konnte mir nichts mehr anhaben. Ich schlafe gut und – im Vertrauen gesagt – auch meine Frau ist mit mir zufrieden. In ein paar Monaten werde ich die Kur wiederholen.«

Joachim S. hat bereits vor etwa einem halben Jahr eine zweite Frischzellenkur hinter sich gebracht. Er sagt: »Ich fühlte mich nach der ersten Kur bald sehr viel frischer. Man könnte auch sagen, ich fühlte mich jünger. Das ist jetzt auch wieder so, seit ich zum zweitenmal in dem Sanatorium war.«

In etwa 30 deutschen Sanatorien werden derartige Kuren durchgeführt. Die Preise liegen (für eine Woche) zwischen rund 3000 und 6000 Mark, teilweise auch darüber. Aber man kann sich auch ambulant einer solchen Kur unterziehen. Dann kostet sie etwa 600 bis 1500 Mark. In vielen Kliniken werden Frischzellen verwendet, die meist vom Schlachthof bezogen werden. Bei der ambulanten Behandlung werden hingegen durchweg Trockenzellen injiziert.

Frisch- oder Trockenzellen?

Ambulanz oder Klinik? Frisch- oder Trockenzellen? Die Beantwortung dieser Frage sollte eigentlich ein Licht darauf werfen, was für den Patienten das Beste ist – und sie ist auch im Hinblick auf die Kosten von Interesse. Unter den Zelltherapeuten gibt es zwar klare Antworten, aber sie sind für den Patienten erheblich verwirrend.

So sagt Dr. Siegfried Block, der Chef eines Sanatoriums: »Ich lehne Kurzkuren oder gar ambulante Behandlungen strikt ab, da sie nie so wirkungsvoll und langanhaltend sind.«

Dagegen jedoch meint der Zelltherapeut Dr. Joachim Stein: »Behandlungen in Spezialkliniken, die sich nur mit der Zelltherapie befassen, sind weder berechtigt noch sinnvoll.«

Dr. Block antwortet auf die zweite Frage: »Bei Trockenzellen gehen durch das Konservierungsverfahren wichtige Zellbestandteile zugrunde. Dadurch wird zwangsläufig die Wirkung beeinträchtigt. Die Wirkung der Frischzellen ist unvergleichlich viel größer.« Mit einem knappen Satz kontert der Heidelberger Zellforscher Prof. Dr. Hermann Hoepke: »Mit gefriergetrockneten Zellen können die gleichen Erfolge erzielt werden.«

Prof. Paul Niehans sagte zwar noch kurz vor seinem Tode: »Frischzellen sind die besten Zellen.« Aber er erklärte auch: »Ab 1949 habe ich auch die Trockenzellen in den Dienst am kranken Menschen gestellt.« Damals ließ er sein Verfahren zur Gefriertrocknung von Zellen in vielen Ländern zum Patent anmelden und zog aus der Fabrikation finanziellen Nutzen, ohne selber Trockenzellen anzuwenden. Daß das Trockenzellverfahren immer

mehr an Boden gewinnt, muß nicht unbedingt ein Qualitätsbeweis sein. Immerhin ist es sehr viel billiger.
Eine andere Frage ist, ob die Zelltherapie überhaupt die Hoffnungen erfüllen kann, die von vielen in sie gesetzt werden. Die meisten Menschen, die sich ihr zuwenden, erhoffen sich ja eine Art Verjüngung von dieser Methode. Dr. Block sagt auch ganz klar, daß er in seinem Sanatorium Frischzellen »zur allgemeinen Verjüngung des Körpers« anwendet.
Doch 1973 schrieb Dr. Alexander Gali in einer medizinischen Fachzeitschrift: »Keiner von uns seriösen Zelltherapeuten hat irgendwann gesagt, daß die Zelltherapie eine Verjüngungstherapie sei.« Wenn es hier und da auch angewendet wird, so ist das Wort »Verjüngung« im Kreis der Zelltherapeuten doch verpönt. Man spricht lieber von »Revitalisierung«. Professor Hoepke sagt es so: »Die Zelltherapie will dem alternden Organismus durch Implantation fetaler Zellen neue Vitalität zuführen.«
Auch Niehans hat immer behauptet, daß er mit der Zellulartherapie bei vorzeitig auftretenden Alterserscheinungen eine Revitalisierung bewirken könne, aber er hat der Besserung einzelner Leiden dennoch größere Aufmerksamkeit geschenkt. In seiner Broschüre »20 Jahre Zellulartherapie« aus dem Jahre 1952 widmet er der Revitalisierung ganze 20 Zeilen von 16 Seiten. Das zwei Jahre später erschienene Buch »Die Zellulartherapie« umfaßt mehr als 450 Seiten, aber auch hier schreibt Niehans nur auf etwas mehr als sechs Seiten über die Revitalisierung.
Tatsächlich ist beobachtet worden, daß Patienten mit Alterserscheinungen zu neuer Aktivität angeregt worden sind, daß sie körperlich und geistig frischer wurden. Aber das muß durchaus nicht in allen Fällen so sein. Neben positiven stehen immer wieder negative Ergebnisse.

Die Therapie birgt Gefahren

Nur relativ wenige Kliniker haben sich für die Zellulartherapie entschieden. Und selbst unter ihren Befürwortern gibt es Skeptiker. Sie befürchten, daß Zellinjektionen auch eine negative Wirkung haben könnten. In manchen Situationen könnte ein Revitalisierungseffekt auch zum Nachteil des Patienten ausschlagen, etwa bei noch nicht erkannten bösartigen Geschwulsten. Es gibt auch Hinweise darauf, daß infarktgefährdete Patienten eher Nachteile als Vorteile von einer Zellkur haben.

Professor Dr. Gerhard Uhlenbrock, Immunologe an der Medizinischen Klinik der Universität Köln, steht jeder Art von Zellinjektionen ablehnend gegenüber. Er warnt: »Besonders gefährlich scheint es mir, wenn tierische Hirnzellen dem Menschen eingespritzt werden. Danach sind Krankheitsbilder aufgetreten, die der Multiplen Sklerose ähnlich sind.« Gehirnzellen aber werden beispielsweise bei den »Verjüngungskuren« im Sanatorium des Dr. Siegfried Block eingespritzt.

Daß es auch schlimmer kommen kann, halten die Zellulartherapeuten weithin für ausgeschlossen. Dr. Block formuliert allerdings doch ein wenig vorsichtig, wenn er sagt: »Todesfälle sind meines Wissens seit 25 Jahren nach Zelltherapie nicht aufgetreten.« Da dieser Satz 1973 gesprochen wurde, hat es also zumindest seit dem Jahre 1948 keine Todesfälle als Folge von Zellinjektionen gegeben. Dr. Block müßte es eigentlich genau wissen, denn er ist Niehans-Schüler und Kenner der Materie. Deshalb ist seine Aussage merkwürdig, denn sie ist objektiv unrichtig.

1956 unternahm Prof. Dr. Hans Georg Rietschel eine Umfrage bei etwa 180 deutschen Kliniken. Er ging davon aus, daß zumindest bei schwereren Komplikationen nach einer Zellbehandlung eine Klinikeinweisung nötig sein würde, so daß etwaige negative Folgen eher im Krankenhaus als in der freien Praxis aufzuspüren sein würden. Als die Fragebogen zur Auswertung vorlagen – 139 Kliniken hatten geantwortet –, sah Professor Rietschel seine Annahme bestätigt.

Aus dem vorliegenden Material ging hervor, daß es 80 teils schwerwiegende Komplikationen gegeben hatte, die eindeutig auf die Injektion von Zellen zurückzuführen waren. (Daß die Zwischenfälle insgesamt höher angesetzt werden müssen, ergibt sich schon aus der Tatsache, daß nur etwa jedes zwanzigste deutsche Krankenhaus zu einer Stellungnahme aufgefordert worden war.) Mit nur einer Ausnahme waren die Komplikationen in der freien Praxis aufgetreten, nicht in der Klinik, in der die Fälle dann behandelt wurden. Prof. Rietschel sagt: »Von 80 registrierten Komplikationen gingen 30 tödlich aus, 23mal nach Frischzellen-, 6mal nach Trockenzellen-Injektionen.«

Verantwortungsbewußte Ärzte hatten schon früh derartige Tatsachen befürchtet. Sie hatten vor allem darauf hingewiesen, daß in den Organismus eingespritztes artfremdes Eiweiß zu Abwehrreaktionen führen könne, die auch einen tödlichen Schock nicht ausschließen.

Niehans beruhigte die Kritiker: »Zu den größten Überraschungen des Verfahrens gehört die Beobachtung, daß die Zellinjektionen fast niemals zu allergischen Erscheinungen führen.« Das liegt daran, daß dem Patienten durch die Zellinjektion nur Zellen von fetalem Gewebe (also von noch ungeborenen Tieren) zugeführt wurden. In diesen Fällen kommt es nur selten zu allergischen Abwehrreaktionen. Ganz auszuschließen sind sie allerdings nicht. Professor Rietschel beobachtete bei etwa 500 Patienten ein Dutzend Mal allergische Reaktionen, die sich meist als Hautjucken oder Ekzeme äußerten, aber auch zu Erbrechen und Darmkatarrh führten. Aus anderen Quellen geht hervor, daß es zu Herzbeschwerden und schweren Kreislaufstörungen kam.

Der Arzt, der mit der Zellulartherapie Erfahrungen gesammelt hat, ist allerdings in der Lage, derartige allergische Abwehrreaktionen zu beherrschen. Es hat auch ganz den Anschein, daß vor allem die aufgetretenen Todesfälle nicht der Zellulartherapie als Methode anzulasten sind, sondern denjenigen, die sie – vor allem während des »Frischzellen-Rummels« der fünfziger Jahre – bedenkenlos anwandten, ohne über genügende Kenntnisse zu verfügen. Aber noch im Jahre 1970 klagte Niehans: »Für die meisten Ärzte ist das wichtigste an der Zellulartherapie: Geld verdienen. Sie glauben oft sogar nicht einmal an die Methode. Einige behandeln sogar mit einer einzigen Ampulle Trockenzellen zwei Patienten. Das ist zwar gut für das Portemonnaie, aber schlecht für die Patienten.«

Die Forschung steht erst am Anfang

An Hand verschiedener Krankengeschichten läßt sich einigermaßen ein Überblick gewinnen, wie hoch bei häufigen Altersleiden die Hoffnungen auf Hilfe angesetzt werden dürfen.

Arteriosklerose: Bei 18 Fällen kam es durch Zellinjektionen als ausschließlich angewandter Methode elfmal zu einer Besserung des Allgemeinzustandes. Aber nur in drei Fällen ließ sich die Besserung objektiv nachweisen.

Hypertonie (Bluthochdruck): In 15 Fällen von Hypertonie konnte siebenmal eine Besserung durch Zellinjektionen erreicht werden. Es war jedoch nur eine positive Änderung des Allgemeinbefindens, die subjektiv empfunden wurde. Objektiv war in keinem dieser Fälle eine Blutdrucksenkung nachzuweisen.
Durchblutungsstörungen in den Gliedmaßen: Bei sechs von 16 Patienten konnte durch Zellinjektionen der Allgemeinzustand verbessert werden, doch ließ sich die Besserung nur in vier Fällen auch objektiv nachweisen.
Schon diese relativ wenigen Fälle, die vor allem Altersleiden betreffen, zeigen deutlich, daß die Zellulartherapie keine Allheilmethode ist. Sie ist vor allem keine generell anwendbare »Verjüngungsmethode«, wenn sie auch sicherlich bei vielen alten Menschen eine Besserung des Allgemeinzustandes herbeiführen kann. Die Wirkung ist – bezogen auf die Art des Leidens und auf die Dauer der Besserung – begrenzt.
Auch der deutsche Altersforscher Dr. Hanns Kaiser, Generalsekretär der Deutschen Gesellschaft für Gerontologie, hält nichts von der Zellulartherapie. Er meint: »Was da behauptet wird, das ist doch absurd. Eine wirkliche pharmakologische Wirkung läßt sich jedenfalls nicht objektivieren.«
Professor Dr. Alfred Kment, Vorstand des Physiologischen Instituts der Wiener Tierärztlichen Hochschule, ist da anderer Meinung: »Die Zelltherapie ist erst etwa 30 Jahre alt. Ich bin überzeugt, daß auf diesem Gebiet noch vieles auf uns zukommt.«
Bei neueren Untersuchungen hat er alternden Ratten Zelleinspritzungen gemacht und dann geprüft, ob sich positive Wirkungen zeigten. So mußten zwei Gruppen der Versuchsratten lernen, in einem Labyrinth den richtigen Weg

zum Futterplatz zu finden. An diesem Platz aber mußten sie erst einen Hebel drücken, ehe sie an das Futter konnten. Nach Angaben von Kment und seinen 20 Assistenten fanden die Ratten, denen Trockenzellen injiziert worden waren, den Weg sehr viel schneller und wußten besser mit dem Futterhebel umzugehen. Wenn die anderen Ratten sich nach Wochen nicht mehr an den Weg durchs Labyrinth erinnern konnten, fanden die mit Zellen behandelten Ratten zielstrebig ihren Pfad.

Damit hatten die Laborratten aber ihre Aufgabe noch nicht erfüllt. Nach beendeten Versuchen wurden sie getötet. Professor Kment untersuchte jetzt ihre Schwänze. Die Sehnenfäden der Rattenschwänze bestehen vorwiegend aus Kollagen, bestimmten Eiweißkörpern. Diese Sehnen haben die Eigenschaft, daß sie sich im Alter stark verkürzen. Man kann also an der Sehnenverkürzung in etwa ablesen, wie alt die Ratte geworden ist.

Professor Kment stellte fest, daß die altersbedingte Sehnenverkürzung bei den mit Zellen behandelten Ratten sehr viel geringer war als bei den unbehandelten Tieren. Dazu sagt er: »Es steht fest, daß die von mir injizierten Zellen bei den Ratten einen Revitalisierungseffekt gehabt haben.« Den Gegnern der Zellulartherapie erwidert er: »Der Behauptung, daß keine wissenschaftlich fundierte Grundlagenforschung vorliegt, muß unbedingt widersprochen werden.«

Aber können derartige Versuche an Ratten Aussagen darüber liefern, wie Zellpräparate am alternden Menschen wirken? Diese Frage mag auch Professor Kment nicht ohne weiteres bejahen. »Ich liefere nur das Grundlagenmaterial: die Entscheidung müssen die Kliniker treffen.«

15. Arzt und Heilpraktiker

Ein typischer Fall

Die 64jährige Hausfrau Christine B. ist für eine bestimmte Kategorie von Patienten ein typischer Fall: Sie leidet seit vielen Jahren an Rheumatismus, war nahezu ständig in der Behandlung ihres Hausarztes oder eines Orthopäden und hat dennoch – und trotz einer Kur – kaum eine Linderung ihres Leidens erfahren. Da wählte sie einen anderen Weg: Sie ging zum Heilpraktiker. Unter seiner Behandlung besserte sich das Leiden erheblich.

Typisch ist dieser Fall nicht nur, weil nahezu jeder vierte Bundesbürger mindestens einmal in seinem Leben einen Heilpraktiker aufsucht, sondern weil die meisten wie Christine B. schon vorher von ärztlicher Behandlung enttäuscht waren, der Heilpraktiker ihnen aber half. Typisch ist dieser Fall darüber hinaus für die Bundesrepublik Deutschland, denn sie ist nahezu der einzige Staat in der modernen Welt, in dem neben den Ärzten noch ein anderer Berufsstand die Heilkunde mit gesetzlicher Billigung ausüben darf.

Das hat seinen Grund in der geschichtlichen Entwicklung und vor allem in dem 1939 erlassenen Heilpraktikergesetz. In den Ländern des Norddeutschen Bundes bestand seit 1869 die sogenannte Kurierfreiheit, die 1871 von der Gewerbeordnung des Deutschen Reiches bestätigt wurde. Danach hatte jedermann das Recht, die Heilkunde – mit nur wenigen Einschränkungen – auch ohne ärztliche Bestallung auszuüben, da jedem das Recht zustünde, über seinen eigenen Körper frei zu verfügen.

In der Folge zeigten sich die Gefahren dieser Kurierfreiheit: Fachlich unfähige und nicht selten charakterlich minderwertige Personen behandelten alle möglichen Leiden mit den unmöglichsten Methoden. Diesen Auswüchsen wollte der NS-Staat einen Riegel vorschieben. Es geschah durch ein Gesetz, von dem der Reichspropaganda-Minister Dr. Joseph Goebbels sagte, es sei »Wiege und Grab des Heilpraktikerstandes«.

1939 mußten sich innerhalb weniger Monate alle diejenigen zur Registrierung melden, die – ohne Ärzte zu sein – die Heilkunst als Beruf ausüben wollten. Sofern sie nur die Volksschule absolviert hatten, nicht wesentlich vorbestraft waren und in einer Überprüfung nachweisen konnten, daß sie keine Gefahr für die Volksgesundheit darstellten, durften (und mußten) sie sich Heilpraktiker nennen. Die Heilpraktikerschulen aber wurden geschlossen, und in Zukunft sollten Neuzulassungen als Heilpraktiker nur noch »in besonders begründeten Ausnahmefällen« erteilt werden.

So waren die Heilpraktiker zwar gesetzlich anerkannt, durch das gleiche Gesetz jedoch als Berufsstand zum Aussterben verurteilt. Da als Mindestalter für die Zulassung das 25. Lebensjahr festgesetzt worden war, hätte es schon 1973 keinen Heilpraktiker unter 60 Jahren mehr gegeben.

Die Ärztekammer läuft Sturm

Das Heilpraktikergesetz überstand den Zusammenbruch des NS-Staates. Es wurde Bundesgesetz. Doch die Einschränkung, daß Neuzulassungen nur in besonders begründeten Ausnahmefällen erteilt werden könnten, mußte fallengelassen werden, denn der Artikel 12 des Grundgesetzes garantiert das Recht auf freie Berufswahl.
Die Bundesärztekammer trat zum Kampf gegen das Gesetz an. 1969 wurde auf dem Deutschen Ärztetag eine Resolution verfaßt, in der es hieß, es sei »unverständlich, daß der Staat ein Gesetz bestehen läßt, das der Öffentlichkeit das Vorhandensein eines außerhalb der Ärzteschaft bestehenden Heilpraktikerstandes vortäuscht und so zu der Irreführung der Bevölkerung über die Qualifikation der Heilpraktiker beiträgt«.
Seitdem veröffentlicht die Bundesärztekammer in ihrem jährlichen Tätigkeitsbericht immer wieder denselben, wörtlich unveränderten Klagetext, der Staat, Regierung und Parlament die Verantwortlichkeit dafür aufbürdet, daß in bezug auf die Heilpraktiker keine »grundsätzliche, den Forderungen nach ausreichendem Schutz der Volksgesundheit gerecht werdende Regelung bevorsteht«. Keine Partei – weder in der Regierung noch in der Opposition – denkt daran, die Rechte der knapp 3000 deutschen Heilpraktiker zu beschränken und damit deren Millionen Patienten (die ja auch Wähler sind) zu verärgern.
Wenn die Bundesärztekammer keinerlei Notwendigkeit für einen zweiten Heilberuf, sondern eher eine dadurch bestehende Bedrohung der Volksgesundheit sieht, so sind die Heilpraktiker natürlich entgegengesetzter Meinung. Fritz Rabe, Geschäftsführer der Deutschen Heilpraktiker-

schaft (mit etwa 2000 Mitgliedern), sieht es so: »Vielfach kommen zum Heilpraktiker Patienten, die bei schon länger dauernden Beschwerden durch die Schulmedizin keine Besserung oder Heilung gefunden haben. Die Erfolge an diesen Patienten bestätigen die Notwendigkeit der Existenz des Heilpraktikers.«

Fritz Rabe sagt weiter: »Der Heilpraktiker bedient sich grundsätzlich der aus der Natur- und Volksheilkunde übernommenen und weiterentwickelten Methoden.« Das sind zumeist Außenseitermethoden, die zwar oftmals auch von Ärzten angewendet werden, im wesentlichen aber die Domäne der Heilpraktiker sind.

Es wird von Ärzten kaum behauptet, daß diese Methoden Schaden anrichten können. Zudem dürfen Heilpraktiker keine Geschlechtskrankheiten und überhaupt keine ansteckenden Krankheiten behandeln, und sie haben nicht die Möglichkeit, ihren Patienten stark wirkende Arzneien zu verschreiben. Es kann zwar für den einzelnen Patienten, nicht aber für die Volksgesundheit negativ sein, wenn auf ganze Gruppen von wirksamen Arzneimitteln verzichtet werden muß. Fritz Rabe nimmt das auf die leichte Schulter: »Mit naturgemäßen Mitteln läßt sich genauso heilen.«

Die Ärzte weisen auf eine andere Gefahr hin, die dem Patienten eines Heilpraktikers droht: die falsche Diagnose, die Nichterkennung eines Leidens und die daraus resultierende Fehlbehandlung. So sagt Dr. Kaspar Roos, Vorsitzender des Verbandes der Niedergelassenen Ärzte Deutschlands: »Natürlich können auch Ärzte irren, aber beim Heilpraktiker ist das Risiko eines Diagnose-Irrtums ungleich größer, weil durchweg die nötigen medizinischen Kenntnisse nicht ausreichen.«

Die wissenschaftliche Medizin ist nicht gerade die starke

Seite der Heilpraktiker. Sie berufen sich lieber, wie es aus einer Veröffentlichung der Deutschen Heilpraktikerschaft hervorgeht, auf »die individuelle Begabung, Krankheiten und Leiden zu erkennen, zu heilen oder zu bessern. Diese Begabung liegt mitunter seit Generationen in einer Familie«.

Der Ruf nach besserer Ausbildung

Auch Ärzte halten sich zumeist für medizinisch begabt, müssen aber für die Ausübung ihres Berufes ein Universitätsstudium absolvieren, sich dem Physikum und dem harten Staatsexamen unterziehen. Für Heilpraktiker ist keinerlei Ausbildung vorgeschrieben. Entsprechende Prüfungen gibt es also nicht. Allerdings gibt es in der Bundesrepublik fünf Schulen, an denen sich Heilpraktiker ausbilden lassen können. Für fünfeinhalbtausend Mark können sie sich drei Jahre lang in wöchentlich 20 Stunden das entsprechende Wissen aneignen. Sie können es – aber sie müssen es nicht. So hat auch höchstens die Hälfte aller deutschen Heilpraktiker eine solche Schule absolviert.
Die Durchführungsverordnungen zum Heilpraktikergesetz sehen nur vor, daß der Heilpraktiker-Aspirant vom Amtsarzt überprüfen lassen muß, ob er eine Gefahr für die Volksgesundheit darstellt. Er muß also im wesentlichen die ansteckenden Krankheiten kennen und erkennen können. Einige Amtsärzte sollen streng, andere weniger streng sein. Jedenfalls dauert eine solche Überprüfung (keine intensive Prüfung) im Schnitt etwa eine Stunde. Wer sie nicht besteht, kann sie – anders als der durch das

Examen gefallene Medizinstudent – so oft wiederholen, wie er mag. Er kann sich auch an einem anderen Ort einen anderen Amtsarzt aussuchen. Und wenn er der Überprüfung standgehalten hat, kann er sich als Heilpraktiker niederlassen und nach den Methoden seiner Wahl Patienten kurieren.

Deutschlands wohl bekanntester Heilpraktiker, der Jurist Dr. Manfred Köhnlechner, übt heftige Kritik an manchen seiner Berufsgenossen: »Ich halte die Heilpraktikerschulen für durchaus akzeptabel. Aber wie ist es um Wissen und Können derjenigen bestellt, die nicht durch diese Schulen gehen oder eine zumindest gleichwertige Ausbildung besitzen? Für die Überprüfung durch den Amtsarzt gibt es keine verbindlichen Richtlinien. Oftmals wird es dem Kandidaten zu leicht gemacht – und seine Patienten müssen dann unter Umständen das Nichtwissen ausbaden. Darüber hinaus belasten jene Heilpraktiker, die nur über einen ungenügenden Fundus an Wissen verfügen und diese Tatsache oftmals durch allerlei mystisches Drumherum verschleiern, den ganzen Heilpraktikerstand.«

Dr. Manfred Köhnlechner möchte das Niveau des Standes gehoben sehen – sei es nun durch eine Ausbildungsordnung oder durch möglichst exakte Richtlinien für die Überprüfung. »Auf jeden Fall müßte meßbares Wissen gefordert werden.«

Dagegen wehren sich die meisten Heilpraktiker. Fritz Rabe sagt dazu: »Seine verantwortungsvolle Tätigkeit verpflichtet den Heilpraktiker, sich gründlich auszubilden und sich ebenso gründlich fortzubilden. Das kann jedoch nicht durch staatliche Reglementierung, sondern nur innerhalb des heute bestehenden Freiheitsraumes erfolgen. Dieser Freiheitsraum ist ja auch die einzige Gewähr dafür, daß der Heilpraktiker jene von ihm für gut und wirksam erkannten Behandlungsmethoden anwenden kann, die heute noch nicht wissenschaftlich erklärt sind und oftmals von der Wissenschaft abgelehnt werden.«

Auch unter den in der Deutschen Heilpraktikerschaft organisierten Heilpraktikern gibt es über Art und Inhalt der Ausbildung geteilte Meinungen, die bei einer Kongreßdiskussion 1969 deutlich wurden. Nach dem offiziellen Kongreßbericht sagte der Heilpraktiker König: »Gewisse Grundregeln müßten in einem geregelten Ausbildungsgang vermittelt werden, durch eine freiwillige interne Regelung in der Heilpraktikerschaft.«

Der Heilpraktiker Boelger war dagegen: »Wir dürfen nicht über den Schulzwang Zugang zum Beruf schaffen. Wir müssen dem einzelnen Menschen die Möglichkeit geben, seiner Berufung zu folgen. Wir dürfen ihn nicht von uns aus unter den Zwang einer Schulung stellen, sonst gäbe es einen Großteil der tüchtigen älteren Kollegen gar nicht.«

Heilpraktiker König sagte, warum er für eine »gesteuerte Ausbildung« ist: »Weil die Amtsarztüberprüfungen bisher sehr unterschiedlich gehandhabt werden. Manche kommen einem ärztlichen Examen gleich, andere werden so durchgeführt, daß man sich praktisch in einer Woche darauf vorbereiten könnte, wenn man beispielsweise die Gesetze und die Infektionskrankheiten auswendig lernt.«

Die Diskussion ging aus wie das Hornberger Schießen – die Argumente verpufften; eine Einigung gab es nicht. Und der Gesetzgeber denkt trotz der Aufforderung ärztlicher Standesorganisationen weder daran, den Berufsstand der Heilpraktiker aus der Welt zu schaffen, noch ihn irgendwie zu reglementieren. In Beantwortung einer Anfrage sagte der Parlamentarische Staatssekretär Heinz Westphal vom Bonner Gesundheitsministerium im Oktober 1973: »Es ist nicht beabsichtigt, in einer Rechtsverordnung die Kenntnisse und Fähigkeiten festzulegen, die Gegenstand der Überprüfung von Heilpraktiker-Anwärtern sein sollen.«

Sie helfen doch!

Das Risiko liegt beim Patienten – nach wie vor. Aber es scheint, daß es tragbar ist. Ärzteorganisationen können keine Fälle nennen, aus denen sich ein erhöhtes Risiko für die Gesundheit von Heilpraktiker-Patienten ergibt, wenn sie auch dieses Risiko betonen.

Die Ärzte in der Praxis scheinen oftmals sogar die »Konkurrenz« nicht allzu ungern zu sehen. Einer von ihnen, der nicht gern genannt werden möchte, sagte seine Meinung so: »In jedem Wartezimmer sitzen Patienten, denen der Arzt nicht oder nur sehr unvollkommen helfen kann. Bei vielen von ihnen läßt sich meist ein organisches Leiden gar nicht feststellen. Ungeheilt kommen sie immer wieder, Woche für Woche, Monat für Monat. Das ist für Arzt und Patient gleichermaßen unbefriedigend. Aber gerade diese Patienten finden dann eines Tages meist den Weg zum Heilpraktiker. Meist wird er ihnen empfohlen – von anderen, die er geheilt hat. So wird er zum Rettungsanker, zur großen Hoffnung. Eine Art Nimbus umgibt ihn von vornherein. Und mit seinen meist unwissenschaftlichen Methoden hilft er jenen, denen wir mit unserer wissenschaftlichen Medizin nicht helfen konnten. Glaube und Magie spielen eine große Rolle: Wer vom Heilpraktiker geheilt werden will, der muß daran glauben.«

Literaturverzeichnis

Ardenne, M. von: Memoiren, München 1972
Balint, M.: Der Arzt, sein Patient und die Krankheit, Stuttgart 1957
Bassin-Platonov: Verborgene Reserven des höheren Nervensystems, Stuttgart 1973
Biedermann, F.: Grundsätzliches zur Chiropraktik, Ulm 1968
Bircher-Benner, M.: Der Wendepunkt, Zürich 1937
Bischko, J.: Einführung in die Akupunktur, Heidelberg 1970
Böttcher, H. M.: Der Mensch stirbt viel zu früh, Köln 1961
Bräutigam-Christian: Psychosomatische Medizin, Stuttgart 1973
Brauchle, A.: Die Geschichte der Naturheilkunde, Stuttgart 1951
Cramer, A.: Lehrbuch der Chiropraktik der Wirbelsäule, Ulm 1955
Day, H.: Studium und Praxis der Yoga-Übungen, Stuttgart 1954
Derbolowsky, U.: Chirotherapie, Ulm 1963
Dosch, P.: Lehrbuch der Neuraltherapie nach Huneke, Ulm 1964
Duke, M.: Akupunktur, München 1973
Feddersen, K.: Yoga, Hamburg 1965
Fey, Chr.: Kneippkur richtig durchgeführt, Bad Wörishofen 1952
Fisch, G.: Akupunktur, Stuttgart 1973
McGrady, P.: Wieder jung werden, Wien 1968
Haehl, R.: Samuel Hahnemann, Leipzig 1922
Haferkamp-Tiegel: Elektroakupunktur, Hamburg 1961
Hoff, F.: Fieber, Stuttgart 1957
Hoff, F.: Behandlung innerer Krankheiten, Stuttgart 1962
Huneke, F.: Krankheit und Heilung, Köln 1953
Huneke, F.: Das Sekundenphänomen, Ulm 1965
Illi, F. W.: Kurzer Abriß der Chiropraktik, Saulgau 1953
Jores, A.: Der Mensch und seine Krankheit, Stuttgart 1970
Jores-von Kerekjarto: Der Asthmatiker, Bern 1967
Kleinsorge-Klumbies: Technik der Hypnose für Ärzte, Jena 1969
Kneipp, S.: Meine Wasserkur, München 1954
Köhnlechner, M.: Die machbaren Wunder, München 1974
König-Wancura: Einführung in die chinesische Ohrakupunktur, Heidelberg 1973
Leibig, A.: Heilung durch Entspannung, München 1961
Lindemann, H.: Überleben im Streß, München 1973
Lindenberg, W.: Yoga – mit den Augen eines Arztes, Berlin 1965
Luban-Plozza-Pöldinger: Der psychosomatische Kranke in der Praxis, München 1973
Lüth, P.: Geschichte der Geriatrie, Stuttgart 1965
Maigne, R.: Wirbelsäulenbedingte Schmerzen, Stuttgart 1970
Mukerji, G. S.: Yoga und unsere Medizin, Stuttgart 1971
Niehans, P.: Die Zellulartherapie, München 1954
Niehans, P.: Von der Zelle zur Zellulartherapie, Stuttgart 1962
Niehans, P.: 42 Jahre Zellulartherapie, Bern 1969
Oeser, H.: Krebsbekämpfung: Hoffnung und Realität, Stuttgart 1974
Prokop, O.: Homöopathie und Wissenschaft, Stuttgart 1957
Prokop, O. (Hrsg.): Medizinischer Okkultismus, Jena 1962

Rietschel, H. G.: Problematik und Klinik der Zellulartherapie, München 1957
Ritter, H.: Homöopathie als Ergänzungstherapie, Stuttgart 1954
Ritter, H.: Aktuelle Homöopathie, Stuttgart 1962
Rosa, R.: Das ist Autogenes Training, München 1973
Schmaltz, G.: Östliche Weisheit und westliche Psychotherapie, Stuttgart 1958
Schmid-Stein: Zellforschung und Zellulartherapie, Stuttgart 1963
Schoeler, H.: Über die wissenschaftlichen Grundlagen der Homöopathie, Berlin 1948
Schoeler, H.: Über angewandte Toxikologie, Berlin 1950
Schomburg, E.: Sebastian Kneipp, Bad Wörishofen 1963
Schultz, J. H.: Lebensbilderbuch eines Nervenarztes, Stuttgart 1964
Stage, W.: Das Kneipp-Taschenbuch, Berlin 1968
Stokvis, B.: Hypnose in der ärztlichen Praxis, Basel 1955
Strohal, R.: Leitfaden der Chiropraktik, Wien 1963
Terrier, J. C. (Hrsg.): Beiträge zur manuellen Therapie, Stuttgart 1959
Thomas, K.: Meditation in Forschung und Erfahrung, Stuttgart 1973
Tischner, R.: Geschichte der Homöopathie, Leipzig 1939
Trimmer, E. J.: Wege zur Verjüngung, München 1968
Uhrmacher-Voll: Elektroakupunktur, Hamburg 1963
Unseld, E.: Zum Thema Homöopathie, Düsseldorf o. Jg.
Voegeli, A.: Heilkunst in neuer Sicht, Ulm 1955
Voll, R.: Gelöste und ungelöste Probleme der Elektroakupunktur, Uelzen 1966
Voß, H. F.: Deshalb Neuraltherapie, Uelzen 1968
Wagner, G. (Hrsg.): Krebs – Dokumentation und Statistik maligner Tumoren, Stuttgart 1966
Wiesenhütter, E. (Hrsg.): Hypnose und Autogenes Training, Stuttgart 1971
Wiesenhütter, E.: Hypnose und psychosomatische Medizin, Stuttgart 1972
Zebroff, K.: Yoga für jeden, Düsseldorf 1974
Zukschwerdt, L., u. a.: Wirbelgelenk und Bandscheibe, Stuttgart 1960

Register

Namen

Krankheiten

Sachen